THE 手あての医療

身体診察・医療面接のギモンに答えます

編集
平島 修
Osamu Hirashima

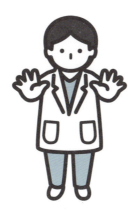

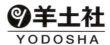

謹告

　本書に記載されている診断法・治療法に関しては，発行時点における最新の情報に基づき，正確を期するよう，著者ならびに出版社はそれぞれ最善の努力を払っております．しかし，医学，医療の進歩により，記載された内容が正確かつ完全ではなくなる場合もございます．

　したがって，実際の診断法・治療法で，熟知していない，あるいは汎用されていない新薬をはじめとする医薬品の使用，検査の実施および判読にあたっては，まず医薬品添付文書や機器および試薬の説明書で確認され，また診療技術に関しては十分考慮されたうえで，常に細心の注意を払われるようお願いいたします．

　本書記載の診断法・治療法・医薬品・検査法・疾患への適応などが，その後の医学研究ならびに医療の進歩により本書発行後に変更された場合，その診断法・治療法・医薬品・検査法・疾患への適応などによる不測の事故に対して，著者ならびに出版社はその責を負いかねますのでご了承ください．

序

●あなたは時代の変化を感じていますか？

「この10年を振り返っても，医療分野の技術革新は著しく…」と書くと，検査技術や治療技術の変化のことかと感じるかもしれません．確かに，これまで行われていた開腹手術は腹腔鏡手術へ代わり，カテーテル検査も心臓CTへ，心臓外科手術もカテーテル手術へととって代わっています．しかし，研修中のあなたが感じるべき変化は専門検査・治療ではありません．あなたが感じるべき最大の変化は学習法です．10年前と違い，書店に行くとさまざまな分野の難しかった専門書が今やコミックのようにわかりやすく説明されている本がたくさん並んでいます．そして，インターネットで検索すれば，一般の人でもわかるような説明が，まれな疾患ですら丁寧に解説されています．さらに，インターネットを通して全国のありとあらゆる勉強会の情報が得られ，全く出会うはずのなかった，他県の志の高い研修医どうしが集まり，情報共有する時代です．すなわち，学びたいと思う人はわかりやすい教科書から，インターネットで原著論文まで読み，その情報を本当に信用していいのか同志に確認する作業まで行うことができます．情報がこれほど簡単に入ると，自分で学ぼうとする医師と他人任せ（特に上級医の助言）の情報に依存する医師とでは信じられないほど差がついてしまう時代になっているのです．時代の流れを感じない人は，必ず時代から置いていかれ，ジジくさい若手医師になってしまいます．だから，皆さんにはとにかく好きなこと（分野）を探してとことん学び，共有することをお勧めします．

　医療面接・身体診察は医師という仕事の原点に位置する技術です．本書は前述したような今の時代を感じる医療面接・身体診察大好き医師達が集結し，これまで伝えられていなかった，古くて新しい医療面接・身体診察の書です．一見当たり前に見えても実際行うは難しい内容が現場視点で書かれています．

●身体診察の知識は臨床に生かしてはじめて意味がある

　身体診察技法の習得に悩んでいるのは決して若手医師だけではありません．卒後臨床研修制度がはじまったのは私が医学部6回生のときでした．それまでは医師のほとんどが大学医局に入局し，それぞれの専門診療科の研修を積み，現在の指導医になっています．全身の身体診察を系統的に誰かから教わって指導医になったという先輩医師がきわめて少ないのは当然です．われわれの先輩医師のほとんどが身体診察技法を教えてもらっていないのです．では身体診察を疎かにしている現場はどうなっているのでしょうか．問診はするものの，ほとんど診察されずにCTやMRIの検査に走っている現場になっていないでしょうか．例えば，咳や痰の主訴だけを聴いてほとんど診察せずCTを撮影している現場です．そこに身体診察好きの研修医が時間をかけて診察していると，指導医から「そんなのいいから早く検査しろ」という言葉が飛んでくるかもしれません．しかし，われわれはこのような言葉に屈してはいけません．なぜならば身体診察の最大の教師はベッドサイドの患者だからです．本書は身体診察の教科書はこれまで読んだけど，それでも上手く臨床に使うことができない，という疑問に答える内容になっています．知っている診察技法でも，「あれ？使っていないな」「これ，やったことないな」と思える手技はぜひ読み飛ばすのではなく，

立ち止まり，印をつけて目の前の患者さんのところに足を運んでください．身体診察の知識に命を吹き込むのはあなたなのです．

●情報収集だけが医療面接ではない

　医療面接は，刑事さんの尋問ではありません．なぜならば医療面接は診断のための情報収集だけが目的ではないからです．確かに，詳しく病歴を聴取することで患者も意識していなかったことが診断につながることもあります．しかし，患者との医療面接という対話は，話すスピード，抑揚，目の動きなどから患者の心の動きを読みとることができますし，われわれの質問の仕方，話の聞き方が患者の心に伝わります．ですので，病歴聴取や病状説明の最中に患者は泣き出すかもしれません．本書と他書の医療面接の書籍との最大の違いは，医療面接が情報収集だけではなく，患者の心も読み解くという技を披露しているところです．臨床の現場では問診自体が難しい患者を毎日のように診察しているのに，教科書のなかでは問題になっていないことは多々ありますが，本書ではその問題に直球で挑んでいます．

●医学はサイエンスに支えられたアート（芸術）である

　約150年前，今日の医学教育の基礎を築いたウィリアム・オスラー先生のこの言葉が今，この時代になって本当に必要になってきました．以前ならば知識をたくさんもつ医師が尊敬されていましたが，その知識は膨大になり日々変化し，専門領域にしてもすべてを覚えておくことはできなくなりました．それに呼応するように，情報にいつでもアクセスできる時代になりました．スマートフォンを開けばいつでも世界中の論文を読むことができます．しかも，医師ではなく，一般人も閲覧可能なのです．さらにその先の未来にはAI（人工知能）の時代がすぐそこまで来ています．

　サイエンスとはエビデンスに基づいた学問に例えることができます．ではアートとは何か．日本語にすると「芸術」と訳することができます．芸術には絵画や彫刻といった形を残すものと，音楽や演劇といった無形のものがあります．絵画や音楽などの芸術を観たり，聴いたりするとわれわれは，嬉しい気持ちやすがすがしい気持ちあるいは悲しい気持ちになります．鑑賞するだけで涙を流すこともあります．

　医学はサイエンスに支えられたアート（芸術）である．

　あなたが行う医療面接，身体診察といった医療行為を「芸術」として体現できるのならば，患者の声に耳を傾け，患者の身体に手をあてるだけで患者の癒やしとなり，感動を与えることができるのです．

2019年2月

手あての医療で溢れるセカイを目指して

平島　修

THE 手あての医療
身体診察・医療面接のギモンに答えます

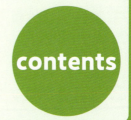
contents

序 .... 平島 修　3

第1章　「手あて」の医療をはじめよう

1　はじめの一歩はバイタルサイン .... 高田史門　10
2　スクリーニングのための身体診察のコツ .... 堀谷亮介　20
3　どうする病歴聴取？ 身体診察につなげるコツ .... 森川 暢，志水太郎　28
4　良好なコミュニケーションのコツ .... 平島 修　38

第2章　私が答えます！バイタルサイン・身体診察の「どうすればいいの!?」

1 バイタルサイン

1　血圧の左右差や白衣高血圧の解釈って
　　どうしたらいいですか？ .... 薬師寺泰匡　44
2　低血圧であればショックバイタルじゃないんですか？ .... 薬師寺泰匡　49
3　呼吸数って必要なんですか？ どうみればいいですか？ .... 長野広之　54

2 呼吸器の診察

1　副雑音の分類，いろいろあってよくわかりません！ .... 宮里悠佑　58

3 循環器の診察

1 頸静脈は外頸・内頸どちらをみたらいいのですか？ ……… 清水 実, 堀内滋人　63

2 Ⅲ音・Ⅳ音って本当に聞こえるのですか？ …………………………… 齋藤浩史　68

3 心雑音が聞こえたら，何をどこまで考えるべきですか？ …………… 芥子文香　72

4 消化器の診察

1 腹膜刺激症状があれば緊急手術ですか？ ………………… 叢 岳, 郡 隆之　78

2 腹部の診察で打診を武器にしたいのですが？ …………… 井場大樹, 堀谷亮介　83

3 苦手な直腸診，配慮のしかたと診察のポイントを教えてください ……… 中野航一郎　88

5 神経の診察

1 意識のない患者さんの神経診察はどうしたらいいのですか？ ……… 松原知康, 土肥栄祐　93

6 小児の診察

1 子どもは泣くから無理です！泣かない工夫，泣いてもとれる所見を教えてください …………… 玉井友里子　100

7 外傷の診察

1 外傷患者で最初にみるべきものは何ですか？ …………………………… 関根一朗　105

8 診察道具のあれこれ

1 やっぱり打腱器でうまく叩けません… …………………… 松原知康, 土肥栄祐　111

2 教えてください！ペンライト活用術！ …………………………… 関根一朗　117

3 教えてください！エコーの診察活用術！ ………………………… 稲田 悠　123

第3章 私が答えます！医療面接の「どうすればいいの!?」

1. 忙しい救急外来，効率のよい病歴聴取の方法を教えてください ...... 原田 拓 130

2. 複雑な病歴の場合，どの情報が重要なのか，振り分けのコツを教えてください ...... 池垣俊吉，片岡裕貴 135

3. Review of systems の上手な活用法を教えてください ...... 原田侑典 138

4. 一生懸命説明したのに，患者さんが全然理解できていません ...... 芥子文香，高田史門 143

5. 認知症が疑われる患者さん，どうしたらいいのですか？ ...... 根本隆章 146

6. 意識障害の患者さんからの情報収集ができません… ...... 菊池航紀，田中孝正 150

7. 生活歴聴取のポイントを教えてください ...... 井藤英之 154

8. サプリメントについて聞かれたら？ ...... 橋本忠幸 158

9. 月経歴と性交歴の聴取が恥ずかしい！ ...... 柴田綾子 164

10. プライバシーに配慮するべき内容のポイントと聴き方を教えてください ...... 河合裕美子 170

11. こっちが泣きたいよ！すぐ泣いちゃう子どもの病歴聴取のコツ ...... 児玉和彦 173

12. 患者さんの話を脱線させないためにはどうすればよいでしょうか？ ...... 松本衣里，吉松由貴 180

13. 外国人を診るときはどうしたらよいのだろう？ ...... 鎌田一宏 184

14. 海外渡航帰りの患者さんのポイントを教えてください ...... 片浪雄一，忽那賢志 191

15 患者さんを安心させる病状説明の
しかたがわかりません… .... 関根一朗　195

16 「どうしても経口抗菌薬をください」と言われたら？ .... 石金正裕, 忽那賢志　200

17 介護申請ってどんな人に必要？
介護申請をどう勧める？ .... 山田哲也, 櫻井広子　208

18 はじめてのDNAR確認,
落ち着いて聞く方法を教えてください .... 天野雅之　216

19 死亡確認後の家族への声かけと
病理解剖のお願いが苦手です… .... 川畑仁貴　220

索引 226
執筆者一覧 230

第1章

「手あて」の医療をはじめよう

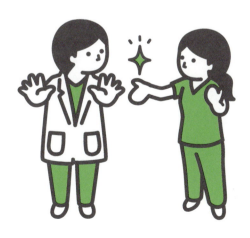

第1章 「手あて」の医療をはじめよう

1 はじめの一歩はバイタルサイン

高田史門

Summary
- すべての患者さんで必ずバイタルサインをチェックする！
- バイタルサインは自分で測定する！
- すべてのバイタルサインに意味がある！隠されたメッセージを見逃さない！

0 はじめに

　バイタルサインとは，その名の通り"vital"＝「生命の」，"sign"＝「徴候」であり，患者さんの現在の状態を端的かつ客観的に示す指標となります．脳への酸素供給が不十分なときなど，バイタルサインはその原因を特定するために不可欠なものです．今まさに目の前にいる患者さんの状態を一目で把握するための大切な基本情報であり，これを正確に測定し，その数値の意味を正しく理解できることは医師としてのまさに"はじめの一歩"です．

　バイタルサインとしては**体温**，**血圧**，**脈拍**，**呼吸数**（＋SpO_2）が重要であり，これに加えて**意識状態**と**尿量**も考慮すべきとされています．今回は特に体温，血圧，脈拍，呼吸数（＋SpO_2）に注目して勉強していきます．

　将来，「あの先生は血圧もまともに測れない」と言われないようにするには，はじめが肝心です！しっかりマスターしましょう！

1 体温

1) 体温の測定

　体温は測定部位によって温度が異なります．主な測定部位としては口腔，腋窩，直腸，鼓膜などがあります．このうち最も信頼度が高いのは直腸温とされ，以下鼓膜温，口腔温，腋窩温となります．**直腸温は口腔温よりも平均0.4〜0.5℃高く，口腔温は腋窩温よりも0.4〜0.7℃，鼓膜温よりも0.4℃高い**[1]とされています．

　ほかにも体温に影響を与える因子はさまざまなものがあり，性別でみると女性の方が男性に比べて少し高く，また女性においては月経周期による変動（0.6℃程度）があります．また小児の方が成人よりもやや高くなります．日内変動もあり，朝6〜7時頃が低く，午後3〜4時頃に高くなります．

　米国では口腔温の測定が一般的ですが，日本では腋窩温を測定するのが慣習的になってい

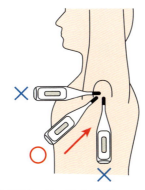

図1 体温計の差し込み位置
シチズン電子体温計（CT786SP）取扱説明書・保証書より引用．

ます．腋窩温は体温測定のなかでも環境温の影響を最も受けやすいので，測定には注意が必要です．腋窩温は，腋窩の斜め下から体温計を腋窩の最も深部に差し込み（図1），脇を閉じ，手掌を頭側に向けると脇がよく締まり正しく測れます．そもそも体温がきっちり測れていなければ体温を評価する以前の問題となってしまいます．ある体温計メーカーの調査によれば，正しく体温測定ができていた人は3割程度しかいなかったそうです．自分の印象と違う体温が測定されていれば，診察中に自分で測りなおしてみることも必要です．

Point

疑問があれば常に自分で再度チェックする習慣を！

2）"発熱＝体温が高い"ではない

　臨床現場で体温をみる際に重要なことは，やはり発熱の有無ですが，**"発熱＝体温が高い"ではない**ことを皆さんには知っておいてほしいところです．

　最も診察の機会が多いのは高齢者だと思いますが，お婆さんが「熱がある」と救急外来を受診し，体温を測ると36.6℃であったため「なんだ，熱はないじゃないか」と思ったところ，そのお婆さんが「私は平熱が35℃くらいだから，こんなに高い熱が出ると，とてもしんどいんです」と話される，ということを経験したことはないでしょうか？そんなとき皆さんの多くは，「発熱すればみんな38℃くらい出るよ，37℃台ならまだしも36℃台なんて平熱じゃないか！」と思ったのではないでしょうか？かくいう私も研修医のころにそう思った経験のある1人です．しかしこの方には肺炎が見つかりました．

　実際，高齢者は熱産生機能が障害されているため平熱は若年者に比べて低いとされています[2]．したがって高齢者では，重症感染症であっても微熱程度の発熱しか呈さないことがあるのです！施設入所者に関してではありますが，高齢者では平熱から1.1℃以上の上昇があれば発熱と定義する，という報告もあります[3]．この報告において高齢者の発熱の定義としては，前述を含めてのようなものがあります．全体的にわれわれの思うより低い体温で発熱が定義されている印象をもたれるのではないでしょうか．**一概に数字上で発熱を定義し**

表1　高齢者の発熱定義

① 単回の口腔温測定で37.8℃以上
② 複数回の口腔温測定で37.2℃以上 or 直腸温で37.5℃以上
③ 平熱から1.1℃以上の体温上昇

文献3を参考に作成.

表2　悪寒の程度

① 布団を被ってもブルブル震えあり → 悪寒戦慄：shaking chill（敗血症を示唆）
② 重ね着してもブルブル震えあり → 中等度悪寒：moderate chill（呼吸数＞30回/分で敗血症を示唆）
③ 重ね着でブルブル震えなし → 軽度悪寒：mild chill（心拍数＜120回/分なら敗血症はなさそう）

文献1を参考に作成.

てはいけない，という最もわかりやすい一例だと思います．これらを踏まえると，高齢者の発熱を疑った際には個々人の平熱を聴取することも重要となります．

> **⚠ Pitfall**
>
> 重症感染症でも高齢者では高熱がないことも．感染症を疑えば高齢者には平熱の聴取が重要！

また，感染症の急性期では，まず悪寒が先行してその後に体温上昇を認めます．そのため**悪寒の有無を聴取する**こともとても重要です．悪寒の程度は**表2**のような段階に分けられます．特に悪寒戦慄の病歴があれば敗血症を疑い，迅速な処置を心がける必要があります．

このように体温を評価するうえでは，数字だけではなく病歴聴取がとても重要なものとなります．

3）発熱のタイプ（熱型）と疾患

一口に発熱と言っても，上記のようにその温度は37℃程度から40℃以上までさまざまです．それと同じように一口に発熱が続くと言っても，さまざまなタイプがあります．なぜ入院患者の体温は1日に何回も測るのでしょうか？　それは温度の推移を見たいからですね．その発熱の推移のことを**熱型**といいます．熱型のなかには，それだけで疾患を絞り込めるような特徴的なものもあります．発熱のタイプを知ることは臨床の現場ではとても重要なのです．

発熱のタイプのなかで代表的な5つの熱型について紹介します（図2）．

① 稽留熱（continuous fever）

38℃以上の発熱があり，日内変動が1℃以内の高熱が持続する熱型のこと．肺炎や細菌性髄膜炎，腸チフス，粟粒結核，脳炎などでみられます．

② 間欠熱（intermittent fever）

38℃以上の発熱があり，日内変動が1℃以上で低温時には37℃以下まで下がる熱型のこと．マラリアや胆道感染症，成人スティル病や膿瘍病変などでみられます．

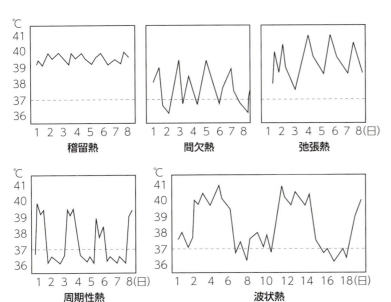

図2 代表的な5つの熱型

③弛張熱(remittent fever)

38℃以上の発熱があり,日内変動が1℃以上であるが低温時にも37℃以上の発熱が続く熱型のこと.多くの感染症や悪性腫瘍による腫瘍熱,血管炎などの膠原病などでみられます.

④再発熱(周期性熱)(periodic fever)

有熱期と無熱期(平熱期)を規則的にくり返す熱型のこと.家族性地中海熱,三日熱マラリア,四日熱マラリアなどでみられます.

⑤波状熱(undulant fever)

有熱期と無熱期(平熱期)を不規則にくり返す熱型のこと.ホジキンリンパ腫でみられるPel-Ebstein feverが有名であり,ほかにブルセラ症,ボレリア感染症などでみられます.

2 血圧

血圧は,ショックの鑑別の際など,臨床のさまざまな場面で最も耳にすることが多いバイタルサインだと思います.この項目ではショックの評価や鑑別などは他稿に譲り,あえて基礎的なことに絞ってお話しします.

1) 血圧測定の原理

血圧の測り方については,一般的な水銀血圧計を用いた測定法,聴診法(図3)を理解しておく必要があるでしょう(水銀血圧計は今後姿を消してしまう可能性がありますが…同じような見た目で,水銀柱の代わりに液晶で表示される血圧計が使われはじめています).

まずマンシェットを装着しただけの状態では動脈内の血流は開放されたままであり,この時点では乱流によって引き起こされるKorotkoff音は聴取されません.乱流は血流が増加,または血管の断面積が減少するときに増加します.そのためマンシェットの圧で完全に血流が

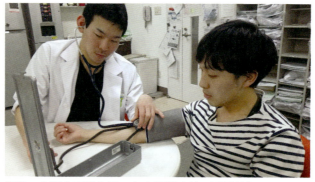

図3　水銀血圧計を用いた血圧測定法（聴診法）
マンシェットを腕の近位に巻き，血圧計の目盛りが見えるところに座り，聴診器を肘窩の上腕動脈に置きます．この際，動脈拍動音は低音ですので，聴診器は必ず**ベル型**にしましょう（当院研修医に協力いただいております）．

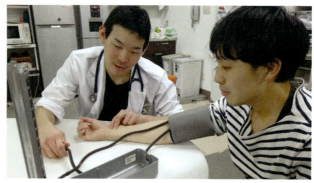

図4　患者さんへの負担を防ぐ収縮期血圧の確認
橈骨動脈を触知しながらマンシェットの圧を上げています．

遮断されると音は聞こえず，圧を緩めていくと血流が再開して乱流が生じてKorotkoff音が聞こえます．この音がはじめて聞こえた圧を**収縮期血圧**とします．その後も圧を緩め続けると，血管内圧とマンシェットの圧が平衡状態となり乱流がなくなるため音が聞こえなくなります．このときの圧が**拡張期血圧**となります．

　血圧測定を行ううえでこの原理を知っていれば，聴診法の前に橈骨動脈を触知しながらマンシェットを加圧する（図4）という理由もわかってくると思います．つまり，橈骨動脈を触知しなくなった段階で血流が完全に遮断されている＝収縮期血圧であるとわかり，過剰な加圧で患者さんに過度な負荷をかけなくてすむわけです．

2）血圧測定のピットフォール

　ほかに血圧測定の際に起こりうるピットフォールをいくつか紹介します．腕が太い人に対して通常のマンシェットを使用すると動脈を圧迫する面積が少なくなり，より高圧を要するため血圧を実際より高く測定してしまいます．逆に腕の細い人では血圧を実際より低く測定してしまいます．

　ほかに有名なものとして聴診間隙というものがあります．収縮期血圧に関しては正常に測

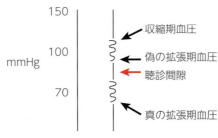

図5 聴診間隙のイメージ
文献4より引用.

定されますが，拡張期血圧測定時に一時的にKorotkoff音が聞こえなくなるため偽の拡張期血圧（1回目に音が消失したときの数値）を測定してしまうことがあります．しかし，マンシェットの圧を下げていくと拡張期音が再び聞かれます．この一時的な音の消退間隔を聴診間隙と表現します（図5）．

> ⚠️ **Pitfall**
> 聴診間隙に騙されるな！ 圧が0になるまで聴診しよう！

実臨床では血圧測定は機械式が主流だと思いますが，機械式の血圧計では十分加圧されずに，聴診間隙後の圧を収縮期血圧と読み間違えることがあります（実際の血圧より低く測定してしまいます）．異常値が計測された際には，自分で水銀血圧計を用いて測定し直す習慣をつけてほしいと思います．

3 脈拍・心拍数

脈拍は皆さんどのように測定されているでしょうか．最も簡便でかつ正確なのは橈骨動脈を触診し，脈拍を30秒間数えて2倍にする方法とされています．脈拍の整・不整を見分けるうえでは，これ以上短時間（15秒測定を4倍するなど）の測定では正確性に欠ける可能性があります．むしろ30秒測定で不整の可能性があれば，そこから1分測定するようにしなければ不整でもregularly irregular（規則的な不整脈）なのかirregularly irregular（絶対的不整脈）なのかの判別は難しいことが多いです．また，心房細動の場合には脈拍測定では正しい数字が測定できません．その際には心尖拍動を触診または聴診して心拍数を数えなければなりません．これらを臨機応変に使い分けましょう．

脈拍を評価するうえで重要なものは，**脈拍数とリズム**です．脈拍数に関しては頻脈と徐脈の評価を行えることが重要です．

● 脈拍数

100回/分以上の脈拍は頻脈とされます．頻脈のうち，脈拍が不整のものは不整脈の鑑別となります．ここではリズム不整のない洞性頻脈に注目します．洞性頻脈はさまざまな要因

表3　比較的徐脈の主な原因

感染症	非感染症
・非定型肺炎（マイコプラズマ，レジオネラ，クラミジア） ・腸チフス，パラチフス ・サルモネラ ・リケッチア（ツツガムシ病，Q熱） ・マラリア，デング熱	・薬剤熱 ・中枢神経病変による発熱 ・詐熱

で起こりえますが，最も注意を払わなければならないのは発熱を伴っている場合です．一般的に体温が0.55℃上昇するごとに心拍数が10回/分増加するとされています[5]．しかし，これをさらに上回り1℃上昇ごとに心拍数が20回/分以上増加する場合には細菌感染症の可能性が高いとされています[1]．軽症にみえても体温と脈拍の関係を常に意識することが重要です．

また，ほかに体温と脈拍に注目すべきものとしては，比較的徐脈といわれる状態があります．これは発熱しているにもかかわらず，脈拍数の上昇が少ない状態をあらわします．原因は感染症と非感染症に分けられ，詳細については表3のようなものがあげられます．このように体温と脈拍の関係をみることでさまざまな鑑別が可能となります．

Point

発熱と脈拍の増加の割合を常に意識する！

● リズム

また，リズムに関しては基本的には規則正しいことが原則です．この状態をリズム整（regular rhythm）と言います．この規則性が崩れているものをリズム不整（irregular rhythm）と総称します．これには前述したregularly irregular（規則的な不整脈）とirregularly irregular（絶対的不整脈）が存在します．

しかし，不整脈があったとしても必ずしも異常というわけではありません．脈は**呼吸による影響**を受けます．吸気時には静脈還流の増加により脈拍数が増加し，呼気時には減少します．これは**呼吸性不整脈**と呼ばれ健常な若年者に特によくみられます．

regularly irregularな不整脈としては心房粗動や洞不全症候群，Ⅲ度房室ブロックなどがあります．また，irregularly irregularな不整脈としては心房細動や上室性もしくは心室性期外収縮などがあります．カルテ記載の際にもこの辺りを意識して記載するようにするとよいと思います．

4 呼吸数（＋SpO₂）

この項目のタイトルを"呼吸数（＋SpO₂）"としたことには，自分なりに強いメッセージを込めたつもりです．今の臨床現場において，バイタルサインの「呼吸」について，SpO₂は測定されているものの，呼吸数は測定されず記載されていないカルテが非常に多く散見され

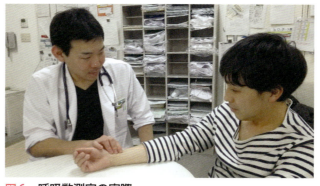

図6 呼吸数測定の実際
橈骨動脈を触診して脈拍を測っているように見えますが，検者の目線をよく見てください．脈拍を測るふりをして，実は胸郭の動きを観察して呼吸数を測定しているのです！このようにしなければ正しい呼吸数は測れないことを理解しておいてください．

ます．仮にSpO_2が正常であっても，呼吸数の増減によりその評価は大きく変わってきます．例えば，同じSpO_2 96%であったとしても，呼吸数が12回/分と40回/分では全く意味合いが違います．皆さん言わずもがな，後者は呼吸不全の状態にあるとわかるでしょう．しかし，呼吸数の記載がなければそれもわからず，呼吸状態は問題ないと感じてしまうことでしょう．

呼吸数の測定の際には，体温や血圧のように患者さんに「今から呼吸数を測りますね」と声掛けをしてはいけません．通常，処置などを行う場合には声掛けを行うことが当然なのですが，呼吸数に関しては声掛けをしてしまうと，呼吸することを意識してしまうために呼吸状態が変化してしまいます（多くの場合は頻呼吸になります）．そのため，呼吸数を測る場合には相手に意識させず自然な状態で測定することが重要となります．具体的には，心音や腹部の聴診を行う際に胸郭の運動を意識して，吸気・呼気を評価しながら呼吸数をカウントしたり，橈骨動脈を触診して脈拍を測る際に30秒脈拍を測り，残り30秒は呼吸数を測る（図6），などの方法があります．これらを意識して自分なりに測定しやすい方法を身につけてください．

Point

呼吸数測定時は相手の意識をそらして測定しよう！

また，呼吸数を測定する場合，一般的には30秒測定してその値を2倍すればよいとされています．しかし，30秒の間に呼吸数が5回以下の場合やリズムに異常がある場合（図7）には1分間測定すべきでしょう．

呼吸数測定として重要なものは，特殊なものを除いてほとんどの場合が頻呼吸でしょう．頻呼吸は呼吸数20回/分以上と定義されることが多く，さまざまな場面で重症度の評価に用いることができます．**特に呼吸数30回/分以上は敗血症や重症呼吸不全など，より重篤な病態を示唆する**といえます．

さらに，小児のバイタルサインを評価する際に，重篤な病態を最も鋭敏に反映するのが呼吸数であるという報告もあります[1]．身体所見の観察や病歴聴取が困難な小児においては非

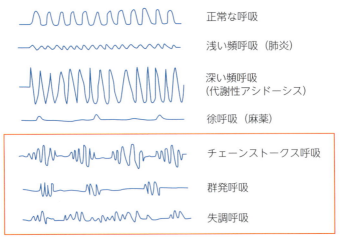

図7　呼吸様式の図示化（赤枠内はリズム異常のあるもの）
文献6より引用．赤枠は筆者による．

常に重要な情報となるでしょう．

　これらのことからも呼吸数の重要性がよくわかっていただけたのではないでしょうか．これからはSpO₂だけでなく，**必ず呼吸数も測定する医師**になってほしいと思います．

 Point

呼吸状態の評価はSpO₂だけでなく，必ず呼吸数も！

5　おわりに

　バイタルサインについて伝えたいことはあまりに多く，紙面の都合上，省略した内容もあります．しかし，伝えたい内容は最大限盛り込んだつもりです．むしろこの内容を最小限だと思うくらいに，皆さんでバイタルサインの理解をさらに深めていってもらえると嬉しい限りです．すべての病態の理解の第一歩はバイタルサインにあることを常に意識して診察にあたってください．

引用文献

1）「バイタルサインでここまでわかる！ OKとNG」（徳田安春/著），カイ書林，2010
　↑バイタルサインについてこれほど深く掘り下げられた成書はほかにないと思われるほど，目からうろこな内容が数多く記載されております．総合診療の第一人者である徳田安春先生の神髄を学ぶことができる，まさにバイタルサインのバイブルです！

2）Roghmann MC, et al：The relationship between age and fever magnitude. Am J Med Sci, 322：68-70, 2001

3）Kevin PH, et al：Clinical practice guideline for the evaluation of fever and infection in older adult residents of long-term care facilities：2008 update by the Infectious Diseases Society of America. Clinical Infectious Diseases, 48：149-171, 2009
4）「セイントとフランシスの病棟実習・研修ガイド」（Jeffrey GW/著，Sanjay S & Stephem B/編著，大西弘高/訳），丸善出版，2009
5）「The Art and Science of Bedside Diagnosis」（Sapira JD），Urban and Schwarzenberg，1990
6）大西 翼：バイタルサイン・基本編 −重症度の解釈−．INFECTION CONTROL, 24：20-25, 2015

第1章 「手あて」の医療をはじめよう

2 スクリーニングのための身体診察のコツ

堀谷亮介

Summary

- 身だしなみも含め，準備をしてから診察へ！
- どんな主訴でも，頭からつま先まで診ることを心がける！
- 日々愚直に同じことを続けるのが上達への近道！

0 はじめに

　　身体診察は病歴聴取の次に重要な情報を与えてくれる診療行為です．よくわからない病態に出会ったときには，どうしても検査に頼りがちになりますが，そんなときこそ病歴聴取・身体診察からプロブレムを絞って鑑別するようにしましょう．毎日診察しているとだんだん慣れてきますが，そのようなときに見落としが出やすくなります．毎回診察ツールを準備してから臨むと，見落としなくスムーズに診察できるようになります．

1 準備

1) 持ち物（図1）

❶ 聴診器
　　心雑音や肺音を聴取する際にはダブルチューブをお勧めします．シングルチューブよりも音の立体感があり，特に高音域が聞きやすく，シングルチューブと比較してみると聞こえ方の差は明らかです．またどの聴診器にも共通しますが，イヤーピースの向きを少し前向き（外耳道の向きと平行）に調整するだけで外界の音が遮蔽され，聞こえやすくなります（図2）．

❷ ペンライト
　　対光反射や咽頭の観察に必要です．LEDのペンライトを選ぶ場合は白くなりすぎないもの，光量が強すぎないものを選択してください．白くなりすぎるものは咽頭発赤がわかりませんし，光量が強すぎるものは対光反射をみる際に患者の目に負担をかけます．そのため，患者が直接光を見ないよう指示し，横あるいは下から光を入れます．

❸ 耳鏡・眼底鏡
　　ベッドサイドで外耳道や鼓膜，眼底をみる機会はよくあります．耳鏡と眼底鏡がセットになったものが販売されています．必要なときにその場にないと診察は省略されがちになるので，白衣のポケットに入れてもち歩くのをぜひお勧めします．

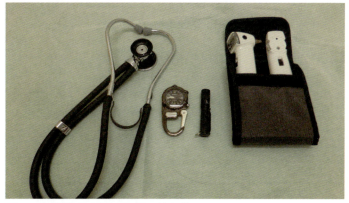

図1　身体診察の際の筆者の持ち物
聴診器,時計,ペンライト,耳鏡・眼底鏡のセット.

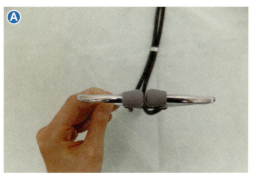 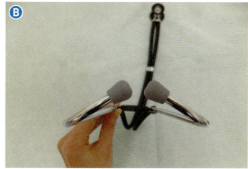

図2　聞こえやすくなる聴診器の調整法
通常の状態（Ⓐ）から,イヤーピースを少し前向き（Ⓑ）に調整すると,聞こえやすくなる.

❹ 時計

呼吸数や脈拍数を測定するために秒針付きの時計が必要です．感染予防の点から，腕時計は避けた方がよいです．筆者はカラビナ付きの時計をネームホルダーに取り付けて使用しています（図1）．

❺ 身体診察チェックシート

図3は筆者が研修を受けた市立堺病院（現：堺市立総合医療センター）で使用されていたものです．このようなチェックシートを一緒に持っていくと，抜けがなく身体所見をとれるようになります．

2）身だしなみ

基本的なことですが，白衣はできるだけ毎日新しいものを着るように心がけてください．最近はスクラブを着る研修医も増えましたが，羽織った白衣の襟元が汗などで変色していると患者さんに不快感を与えてしまいます．

また，スクラブや白衣の胸ポケットにペンやライトを差し込む人も多いと思いますが，診察時に前傾姿勢になるとポケットの中身が患者さんのうえに落ちて危険です．胸ポケットで

はなくサイドポケットに入れるなど落ちない工夫をしてください．その他，爪は短く切り，打診のときに邪魔にならないようにしてください．

2 身体診察をうまくとるポイント

　最近ではOSCEやベッドサイド実習など，研修医として働く前に診察のトレーニングを受ける機会が多くなってきました．ただし実際の現場では，寝たきりで坐位がとれない患者さんや，意思疎通が難しい患者さんがたくさんいます．そのような患者さんの診察をどのように行うかが研修医になってからの課題でもあります．どうすれば少しでもうまく身体所見をとれるのか，特に研修医の診察をみているときに気づくことが多い点をまとめてみました．身体所見の解釈についてはさまざまな書籍が出版されているので，詳細はそれらを参考にしてください．

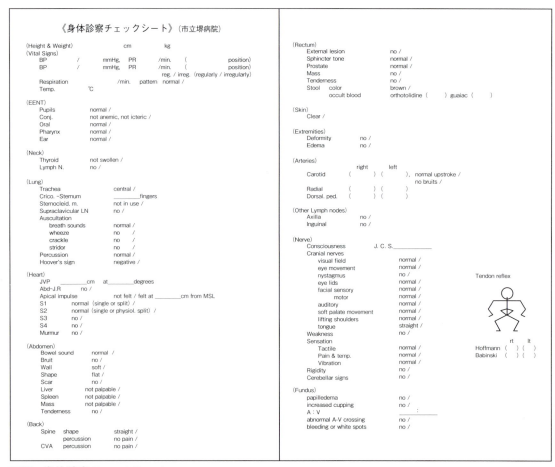

図3　身体診察チェックシート
このチェックシートは舞鶴市民病院からお分けいただき，市立堺病院において改変したものである．松村理司先生（現医療法人社団洛和会総長），1988年当時の"大リーガー医"故Dr. Willisに深謝いたします．
文献1（p10, 11）より転載．

1) 頭頸部診察のポイント

❶ 眼瞼結膜

下眼瞼の観察は"めくる"感覚ではなく，少し**"押しこむ"**感覚で反転させると見やすいです（図4）．感染性心内膜炎を疑うときなどは，しっかりと反転させ点状出血の有無を確認してください．

❷ 耳

耳介をやや後方に牽引し，少し前方を向く形にすると外耳道や鼓膜が見やすくなります（前述した聴診器のイヤーピースの向きと同じ）．

❸ 口腔内

口を開けてもらうと咽頭や扁桃腺に注目しがちになりますが，口腔内潰瘍や齲歯の有無もチェックしてください．臥位しかとれない患者さんは，口腔ケアが不十分で口腔内が不潔になっている場合が多いです．患者さんが自力で口を開けられないときは，手袋をつけて愛護的に開口し観察してください．

❹ 咽頭

舌圧子が苦手な患者さんの場合は，大きく息を吸ってもらうと咽頭が見やすくなります（図5）．

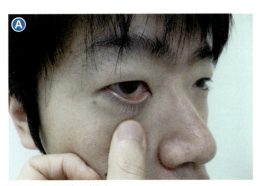 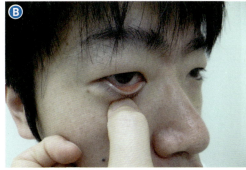

図4 下眼瞼の観察
Ⓐ下方に牽引した（めくった）ときの見えかた，Ⓑ下眼瞼を押しこんだときの見えかた．

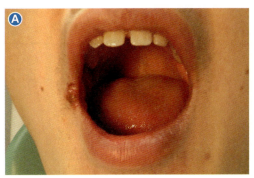 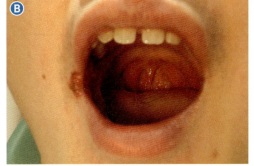

図5 咽頭の観察方法
Ⓐ普通に開口した状態，Ⓑ大きく息を吸った状態．

2）胸部診察のポイント

坐位がとれる患者さんは服を脱がせて行いますが，臥位しかとれない患者さんは側臥位にして可能な限り服を脱がせて診察しましょう．服を脱がせずに診察すると**皮疹や褥創を見落とす**ことになります．

❶ 肺

聴診をメインに捉えがちですが，まず**視診で胸郭の形態や呼吸補助筋の使用の有無をチェック**してください．肺の解剖をイメージしながらどの肺葉の音を聴いているか意識して聴診しましょう（図6）．

肋間が狭いやせ形の高齢者は聴診器の膜型が肋間に入らず，聴診が難しいときがあります．聴診器のベル型は強く押し付けると皮膚が膜の働きをし，膜型と同じ仕組みで聴診ができるようになります．これを利用して肋間が狭く膜型が入らない患者さんにはベル型を使って聴診してみるとよいです．

また，側臥位で聴取する場合は重力がかかる側（右側臥位なら右肺）にcracklesが聴取されることがある〔体位誘発ラ音（posturally induced crackle：PIC）〕ため，逆向きに体位変換をさせて聴取してみることも大事です．肺炎などの器質的疾患があれば体位変換してもcracklesは聴取されますが，重力の影響によるcracklesならば逆向きの側臥位では消失します．

❷ 心臓

心音はまずⅠ音・Ⅱ音を聞くところからはじまりますが，過剰心音や分裂があってもはじめはなかなかわかりにくいと思います．上級医とともに異常音を確認する機会を多くもって，少しずつ慣れていってください．

心雑音についても同様ですが，大動脈弁領域で心雑音を聴取した場合には，通常の4ないし5点の聴診以外に，右鎖骨上や頸部も一緒に聴診してみましょう．**右鎖骨上や両側の頸動**

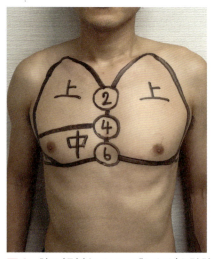 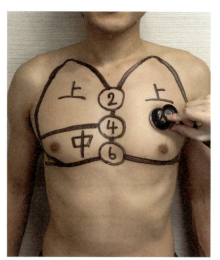

図6　肺の解剖をイメージしながら聴診する
上）上葉，中）中葉．
数字は肋骨の番号．

脈に放散する**雑音**が聴取された場合には，大動脈弁狭窄症もしくは大動脈弁の石灰化の可能性が示唆されます（図7）．

3）腹部診察のポイント

胸部とは異なり，聴診してから打診・触診をするようにしましょう．触ってから聴診をすると腸蠕動音が変化することがあります．聴診での**ポイントは腸蠕動音と血管雑音**なので，1カ所から2カ所を長く（1分程度）聴取してください．

また，筋性防御が出現しない程度の軽度の腹膜刺激徴候の診察方法として踵落とし試験がありますが，寝たきりの患者さんではそれができません．その場合は咳をさせてみて疼痛が誘発されたり，嫌がる素振りを見せたりすれば腹膜刺激徴候ありと考えられます．

4）直腸診のポイント

ルーチンで行う必要はないと思いますが，腹痛，原因不明の発熱，膀胱直腸障害が疑われる患者さんには直腸診は必須です．指を入れるだけで痛がる患者さんもいますが，口で呼吸をしてもらい肛門括約筋が緩んだ状態で挿入してみると疼痛はあまり訴えません．直腸を内側から全方向に軽く押してみて一方向に圧痛があれば有意な所見となりますが，全方向で痛みを訴える場合には挿入されている不快感をあらわしている場合もあり，信頼性に欠けます．

5）背部診察のポイント

❶ 脊柱叩打痛

化膿性脊椎炎といった炎症性疾患を疑う場合に行います．脊柱の棘突起を確認し，1椎体ずつハンマーもしくは拳で叩いてください．1椎体でしか疼痛が誘発されないことがあり，大雑把に叩くと"疼痛部位なし"と誤って捉えてしまうことがあります．

❷ CVA叩打痛

ポイントは左右差です．両側に疼痛を訴える場合は信頼性が低くなります．認知症などで疼痛部位をはっきり言えない患者さんの場合，CVAを叩打する前に背部のほかの部位（両側の肩甲骨周囲など）を叩いてみて，その時点で左右差を訴えれば，CVA叩打痛で左右差を認めても有意でないことがあります．

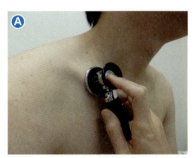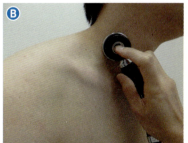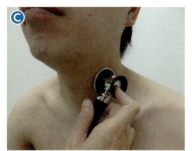

図7 右鎖骨上と頸部への聴診器の当て方
Ⓐ 右鎖骨上への聴診器の当て方．
Ⓑ，Ⓒ 頸部（頸動脈）への聴診器の当て方．

6) リンパ節触診のポイント

❶ 頭頸部
後頭部や耳介前後にリンパ節があるため，**思っているよりも頭側から**触診をはじめましょう（図8）．

❷ 腋窩
腕をおろしてもらい，胸郭に沿って腋窩の奥まで指を入れるイメージです．指を奥まで入れることで痛がる人もいますので，あらかじめ診察前に「少し痛いかもしれません」と一声かけておきます（図9）．

Advanced Lecture

皆さん，皮膚はどこまで見ていますか？ 四肢は服をめくるだけでみえるので，日常でも見ているかと思いますが，**よく見落としがち（見るのが面倒で見ていない）なのが臀部や陰部**です．発熱で来院し，当初の診察ではわからず，導尿の際に下着を脱がすと陰部が真っ黒になっていたフルニエ壊疽の患者さんもいます．陰部・肛門の異常は羞恥心から病歴聴取で異

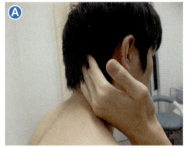 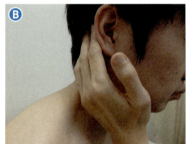 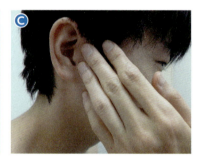

図8　頭頸部のリンパ節を触診する場所
Ⓐ後頭部，Ⓑ耳介後部，Ⓒ耳介前部．

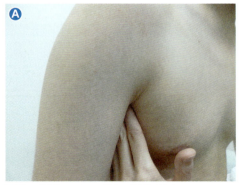

図9　腋窩のリンパ節の触診方法
指全体を腋窩の奥まで入れて指先でリンパ節を探す．

常を訴えない患者さんも少なくありません．臀部は褥瘡の好発部位でもありますし，下着を脱がしてまで皮膚を見る習慣をつけておくことも大事です．

3 おわりに

　臨床ではすべての患者さんが会話可能で歩行もでき，立位や坐位がとれるわけではありません．むしろ寝たきりであったり，訴えの信頼性が乏しい状況での診察になることが多いです．その場合，いかにして所見をとるか，達人技はないのかと思いがちですが，日々愚直に，基本に忠実に身体診察を行っていくことこそが上達への早道です．誰もが患者さんの状態の想像がつくように診察所見をプレゼンテーションできれば，医師としての診察能力も，チームとしての診察能力もアップしていくと思います．

■ 引用文献
1)「感染症レジデントマニュアル 第2版」(藤本卓司/著)，医学書院，2013

■ 参考文献・もっと学びたい人のために
1)「マクギーの身体診断学 改訂第2版」(Mcgee S/著，柴田寿彦，他/訳)，診断と治療社，2014
2)「ベイツ診察法 第2版」(Bickley LS & Szilagyi PG/著，福井次矢，他/訳)，メディカル・サイエンス・インターナショナル，2015
3)「身体診察シークレット」(Mangione S/著，金城紀与史，他/訳)，メディカル・サイエンス・インターナショナル，2009
4)「論理的診察の技術　エビデンスに基づく診断のノウハウ」(Simel DL & Rennie D/編，竹本 毅/訳)，日経BP社，2010

第1章 「手あて」の医療をはじめよう

3 どうする病歴聴取？身体診察につなげるコツ

森川 暢, 志水太郎

Summary

- まずは主訴の決定が大切である
- 主訴を詳細に解析することが重要である
- 1文サマリーとフレーム法は診断に有用である
- 陽性尤度比と陰性尤度比は病歴と身体所見の診断特性を数値化することができる

0 はじめに

本稿では教科書的な順番ではありませんが、診断学を意識した実践的な病歴聴取法を考えます（図1）.

> **症例**
> 研修医A君はピカピカの1年生．救急外来ではじめて患者さんを診察することになった．81歳男性のBさんが「息苦しい」ということで救急外来を受診した．「どうしても手が離せないから、先に診察しておいて」と上級医に言われたA君．バイタルサインは呼吸数22回/分，血圧162/95 mmHg，脈拍数101回/分，体温36.4℃，SpO_2 94％（室内気）であった．
> 「緊急性はなさそうだけど、何を聞いたらいいのだろう？」A君は困り果てて呆然とするのであった．

1 open question

はじめに聞く質問は「今日はどうされましたか？」です．最初は患者に喋ってもらったほうが情報量は多く得られ、医師患者関係の確立にも有用です．

2 主訴の決定

診断学の基本は、「主訴」の決定です．「主訴」は医学用語であり、患者の言葉を医学用語に変換する必要があります．例えば、"息苦しい"という患者の表現を主訴としてそのまま使用せずに、"呼吸困難"という医学用語に変換します．また「風呂から出ることができない」

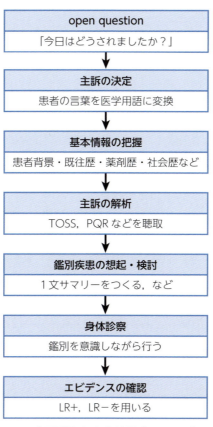

図1 病歴聴取から身体診察に至る流れ

と救急搬送されるケースもありますが，それを主訴にはできません．その場合はなぜ風呂から出ることができないかを考えます．もし全身倦怠感が原因であれば，主訴は全身倦怠感とすべきです．

　主訴の決定を誤ると鑑別の方向性は全く異なってきます．例えば，数秒の意識消失で1分以内に意識が清明に戻った場合を考えてみましょう．意識障害であれば症状は基本的に遷延するはずであり，この場合は失神の方がより適切な主訴であるといえます．失神と意識障害では鑑別疾患が全く異なります．

　主訴は疾患を絞りやすい特異的な項目が望まれます．例えば，全身倦怠感という主訴は鑑別が多岐にわたるため絞り込むのは難しいです．ところが，呼吸困難であれば主に肺や心臓の問題を考えればよいことになるので，鑑別を絞り込むのは容易です．

　ただ患者の主訴は鵜呑みにしてはいけません．例えば頭部打撲が主訴だったとすれば，なぜ頭部を打撲したかを確認します．「実は失神により頭部を打撲していた」などの場合，真の主訴は失神とすべきです．

3 基本情報の把握

患者背景，既往歴，薬剤歴，社会歴は基本事項であり，漏れなく聴取する必要があります．

1）患者背景

ADL，介護度，施設入所中かどうか，職業，家族構成（キーパーソン）を確認する必要があります．特に高齢者医療においては，食事形態も含めたADLおよび施設入所に関する情報の確認が重要になります．また食事摂取量も重症度判定において重要であるため，必ず聴取します．さらにキーパーソンや家族からは，ときに有益な情報が得られるので，彼らからも病歴を聴取する必要があります．

2）既往歴

既往歴は具体的に，入院歴，通院歴（健診含む），手術歴と漏れなく聴取する必要があります．「今まで病気になったことはありませんか？」という曖昧な質問だけでは見逃してしまう可能性があります．心不全や慢性閉塞性肺疾患が既往歴にある呼吸困難の患者では急性増悪を考える，尿路結石が既往にある患者の背部痛ではやはり尿路結石を考える，というように既往歴は診断に直結しえます．また，過去のカルテ情報も有用であり必ず把握します．かかりつけ医が他院であるならば，診療情報をとり寄せる努力をしましょう．

コツ

> 患者が把握している「既往疾患」がまちがっていることもありますので注意が必要です（例：患者の言う「メニエール病」が実際は「良性発作性頭位性めまい」である，患者の言う「関節リウマチ」が実際は「リウマチ性多発筋痛症」であるなど）．特に稀な疾患や難病の既往は，そのときの症状や診断根拠も合わせて確認しましょう．

3）薬剤歴

内服薬はお薬手帳も有効利用し，必ずすべて網羅する必要があります．わからなければ，既往歴と同様にかかりつけ医に連絡して確認しましょう．また，薬剤歴から既往歴を推測することも可能です．特に最近開始した薬や最近中止した薬は診断に直結する可能性があるため，必ず確認する必要があります．

4）社会歴（喫煙，アルコール，アレルギー）

喫煙は心血管疾患，慢性閉塞性肺疾患，がんなどのリスクであり，必ず確認しましょう．また，アルコール多飲はアルコール依存，肝硬変，Wernicke脳症などのリスクであり同様に確認する必要があります．アレルギーは食事のアレルギーと薬のアレルギーに分けてそれぞれ具体的に聴取します．

5) その他

性交渉歴，月経歴，海外渡航歴，動物接触歴，sick contact，野外活動などは，ときに診断に非常に有用な情報となります．全例で聴取する必要はありませんが，特に感染症を疑ったときには重要な情報であり，適宜追加で聴取します．なお女性の腹痛では異所性妊娠が鑑別にあがるため月経歴が重要です．

> **症例のつづき 1**
>
> A君がopen questionをしたところ，3日ほど前から徐々に息が苦しくなっているのでなんとかしてほしいとのことであった．Bさんの症状を医学用語に変換したところ，呼吸困難が最も適切な主訴であると考えた．
> Bさんは，ADLは自立し自宅で暮らしている．食事摂取量は安定している．既往歴としては，僧帽弁閉鎖不全症による慢性心不全と高血圧，前立腺肥大症があり近医に通院している．内服薬はフロセミド（1回20 mg 1日1回），エナラプリル（1回5 mg 1日1回），シロドシン（1回4 mg 1日1回）である．薬の変更について聴取したところ，夜間頻尿があるため1週間前からフロセミドを自己中断しているとのことであった．タバコは20年前から禁煙している．それまでは20本×30年の喫煙歴あり．飲酒は機会飲酒程度．アレルギーは食事・薬のどちらも認めていない．

4 主訴の解析

患者の基本情報をおさえたうえで主訴を具体的に解析していきます．具体的な解析方法は"**TOSS**"と覚えると便利です．

Time course ：主訴の時間経過
Onset ：主訴の発症様式
Situation ：主訴が発症した状況
Severity ：主訴の重症度

1) time course

症状が増悪傾向か改善傾向か，間欠的か継続しているかを聴取します．増悪傾向の痛みは危険な疾患を示唆するサインです．また，症状がどのように経過しているかを図式化できるようにイメージしながら病歴聴取するとよいです．

2) onset

sudden onset（一瞬で症状がピークになる）は危険な疾患を示唆するサインです．suddenかどうかは非常に重要であり，図2をイメージして聴取するとよいです．患者はときにacute sudden（数秒）　　　acute（数分〜数十分）　　　gradual（徐々に）

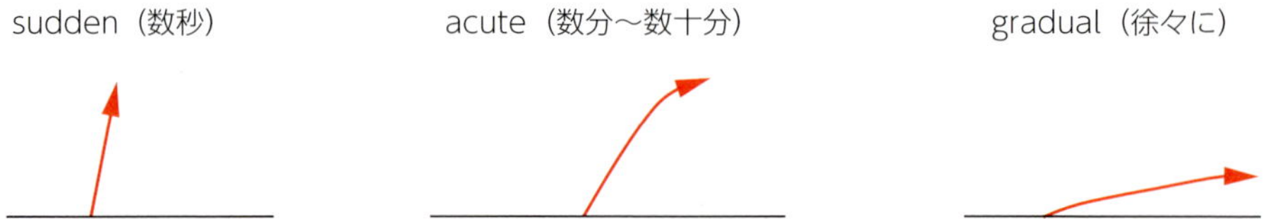

図2　発症様式のイメージ

　onset（数分〜数十分で症状がピークになる）であってもsuddenであると申告することもあります．その場合はsuddenかどうか図2を患者にも見てもらい確認します．sudden onsetの痛みであれば，「詰まる（SMA塞栓症など）」，「捻じれる（卵巣捻転など）」，「破れる（卵巣破裂など）」，「裂ける（大動脈解離など）」の4つの機序を考える必要があります．

3) situation

　主訴がどういう状況で起こったかは鑑別に有用です．例えば起立後に起こった失神では，起立性低血圧を考えます．また主訴の増悪因子，および改善因子を把握することも同様に有用です．例えば，長時間歩行で増悪し，安静で改善する胸痛では狭心症を疑うことができます．

4) severity

　「人生で最悪の痛み」は危険な疾患を示唆するサインです．また，「症状によって，普段できている○○ができなくなった」といったように，症状により日常生活にどのように支障をきたしているのかを，各患者の生活に合わせて確認すると重症度が明確になります．

5) 痛みの解析

　痛みに関してはTOSSに加え "PQR" を聴取するとよいです．

　Position　：痛みの場所
　Quality　 ：痛みの性状（眩暈でも同様に性状を聴取）
　Radiation：放散痛・関連痛の有無

> **症例のつづき2**
>
> TOSSを用いて主訴を解析してみたところ，呼吸困難は緩徐にではあるが増悪傾向とのことであった．onsetはgradualであり，フロセミド中止後より出現していた．呼吸困難は労作および臥位で増悪する．日常生活には徐々に支障をきたしており，歩くのも徐々に難しくなってきている．
>
> **研修医A**：なんとなく全体像が見えてきたぞ！ただ，鑑別疾患はどう考えたらいいかな？なんとなく心臓が悪そうだけど…

5 鑑別疾患の想起

　解析した主訴を1文にまとめる手法を1文サマリーといいます．例えば，3日前から発症した右膝の痛みと発赤・熱感・腫脹であれば，"右膝の急性単関節炎"とできます．

　このようなサマリーは鑑別疾患の想起を容易にします．また救急の現場で役に立つのは，主訴別に緊急性がある疾患をあげ見逃さない考え方で，これをthink worst scenario法とよびます．例えば，胸痛が主訴であれば心筋梗塞，大動脈解離，肺塞栓，気胸，食道破裂は見逃してはいけないため，まず除外する必要があります．

　筆者がお勧めする考え方は，主訴別に大きな枠組み（フレーム）をつくり，それに基づき疾患の鑑別を考える方法であり，これをフレーム法と呼びます．フレームで考えつつ，緊急性のある疾患を見逃さないという考え方が実践的です．あらかじめ主訴別にフレームを作成すると，効率的です．例えば呼吸困難であれば，大まかには肺・心臓・貧血の3つのフレームで考えることができます．

● **フレーム法について**

　フレームは，もともと経営の分野で多用されている概念で，事実をもれなく論理的に整理して，共有しながら論理的に結論を導くツールとされています．そしてそれは診断学にも応用可能です．

　先程紹介したTOSSも広義には症状を解析するためのフレームといえるでしょう．

TOSSフレームワーク
- **T**ime course：時間経過
- **O**nset　　　：発症様式
- **S**ituation　：状況
- **S**everity　 ：重症度

　それでは，主訴別のフレームはどのように考えればよいのでしょうか？

　有名なVINDICATEもフレームですが，あまりにも網羅的であり実臨床では使いにくい印象です．よって主訴別に最適なフレームを用意しておくことが有用です．

　例えば失神では以下の4つのフレームで考えればよいと思います．

失神のフレーム
・心原性
・起立性低血圧
・脳血管性
・神経介在性

　この4つをそれぞれTOSSに従い解析すると表1のようになります．TOSSに従い解析することで，どの失神に分類されるかが自ずと決定します．ただし，失神のようにきれいにTOSSで分類することができる主訴は稀です．

　では，そのような場合はどうやってフレームで分類すればよいでしょうか．食欲不振を例に考えてみます．

表1 失神のフレーム

	time course	onset	situation	severity	随伴症状
心原性	前駆症状なし	sudden	臥位 運動時	頭部強打するほどの失神	胸痛・背部痛・動悸
起立性低血圧	前駆症状なし	acute	起立時	まちまち	黒色便・血便・腹痛
脳血管性	前駆症状なし	sudden	運動時（SAH）	SAHなら完全に意識を消失	頭痛・脱力・しびれ
神経介在性	前駆症状あり	gradual	長期立位 排便排尿	自分で姿勢を保持	悪心・冷や汗

SAH：subarachnoid hemorrhage（くも膜下出血）

● 食欲不振のフレーム：GERDPPI

食欲不振のフレームはTOSSではなく，下記のように随伴症状で分類します．その理由は，失神と違って絞りきれない主訴なので，フレームの数も多くなってしまい，TOSSでの分類が困難になるからです．

- **G**astric（消化管） ⇒腹痛，胸焼け，下痢，便通変化
- **E**ndocrine（内分泌） ⇒口渇，多飲，多尿
- **R**espiratory（心・呼吸器） ⇒呼吸苦，咳嗽
- **D**rug（薬剤） ⇒新規に開始および変更した内服薬
- neo**P**lasm（悪性腫瘍） ⇒体重減少，血痰，便の狭小化，食欲不振
- **P**sychological（精神） ⇒抑うつ，認知機能低下，不安
- **I**nfection/Inflammation（感染症/炎症） ⇒発熱，寝汗，悪寒，関節痛

主訴別のフレームについてはまずは成書で勉強してください．しかし最終的には自分が使いやすいフレームを使えばよいと思います[1, 2]．

6 鑑別疾患の検討

想起した鑑別疾患を意識して追加の聴取をします．これを「攻める問診」といいます．この際，系統的に随伴症状を聴取すること（review of systems）が役に立ちます．なお随伴症状がある場合はonsetとtime courseは少なくとも確認し，病歴に追加するべきです．ここでは，想定した疾患ごとに聴取する項目のセットをつくっておくと効率的です．例えば心不全であれば，労作時呼吸困難，発作性夜間呼吸困難，起坐呼吸，浮腫，体重増加をセットで聴取するようにします．このセットは成書に載っているので参考にしてください[1, 2]．

> **症例のつづき3**
>
> 本症例の1文サマリーをつくってみたところ，「慢性心不全患者のフロセミド中止後より緩徐に発症した，増悪傾向の労作時呼吸困難」となった．まずそこから想定する鑑別は心不全であった．呼吸困難という主訴に対し，肺・心臓・貧血というフレームで考えたところ，肺としては慢性閉塞性肺疾患・喘息・肺炎が，心臓としては心不全・心筋梗塞が，ほかに何らかの貧血が鑑別にあがった．
> 咳や喘鳴，発熱は認めなかったため，肺のフレームに当てはまる疾患は可能性が低いと考えた．心不全を念頭に病歴聴取したところ，発作性夜間呼吸困難，起坐呼吸，浮腫，体重増加（1 kg）を認めたため，心不全の可能性が高いと考えられた．
>
> **研修医A**：心不全の可能性が高いな．診察をしてみようと思うけど何をしてみたらいいのかな？

7 身体診察

身体診察も鑑別疾患を意識しながら行うと，より効果的です．想起した疾患ごとに，病歴聴取同様に身体診察のセットをつくっておくと効率的です．例えば心不全であれば，頸静脈怒張，腹部頸静脈逆流，呼吸音，心雑音，過剰心音，心拡大，下腿浮腫をセットで診察するようにするとよいでしょう．

8 エビデンス

病歴と身体診察は陽性尤度比（LR＋）・陰性尤度比（LR−）を用いることで特性を数値化することができます．尤度比は所見からその疾患であるかないかをどの程度導けるか直接示す指標であり，陽性尤度比が高い所見があれば該当の疾患である可能性は上がり，陰性尤度比の低い所見がなければ該当の疾患である可能性は下がります．検査の特性も同様に尤度比を用いて数値化することが可能です（表2）．例えば心不全について，発作性夜間呼吸困難はLR＋2.6，LR−0.70，起坐呼吸はLR＋2.2，LR−0.65，頸静脈怒張はLR＋5.1，LR−0.66，腹部頸静脈逆流はLR＋6.4，LR−0.79という診断特性を有することが知られています[1]．これも成書にまとめられているので参考にしてください[1,3]．

表2　尤度比の意味

LR10	確定診断的な所見
LR5	可能性はかなり上がる
LR2	病歴・身体所見としては可能性を上げる
LR1	可能性を変えない
LR0.5	病歴・身体所見としては可能性を下げる
LR0.2	可能性はかなり下がる
LR0.1	除外診断的な所見

文献3より引用．

症例のつづき4

心不全を念頭に身体診察を行ってみた．Ⅲ音やⅣ音は正直わからなかったが，腋窩に放散する汎収縮期雑音を認めた．頸静脈はベッドを45°ギャッチアップで観察したところ，やや張っているように見えた．両下腿に浮腫を認め，胸部両背側にcracklesを認めた．

各所見の尤度比を確認すると，発作性夜間呼吸困難はLR＋2.6，起坐呼吸はLR＋2.2と心不全の可能性を上げる所見であった．また，心雑音はLR＋2.6，頸静脈怒張はLR＋5.1，cracklesはLR＋2.8，下腿浮腫はLR＋2.3といずれも心不全の可能性を上げる所見であった[1]．

A君は上記所見が陽性であることから，心不全の可能性が高い旨を指導医に報告しようと考えた．

Advanced Lecture

　尤度比の計算を日常で行うのは煩雑であり，筆者は図3のイメージで考えています．図3は左目盛に検査前確率を，中央の目盛に尤度比を，右目盛りに検査後確率を記載しているノモグラムです．このノモグラムを用いると，例えば検査前確率が50％でLR＋が2であれば検査後確率は約70％になります（図3―）．また検査前確率が50％でLR－が0.5であれば検査後確率は約30％となります（図3―）．なお検査後確率は検査前確率によって規定されるという点には注意が必要です．例えば，検査前確率が80％であればLR－0.5の所見が陰性であっても，検査後確率は約70％程度と診断を否定することは困難です．逆に検査前確率が10％程度であればLR＋2の所見が陽性であっても，検査後確率は約20％程度とこちらも診断を確定することは困難になります．結局，主訴の解析と1文サマリー，フレームなどから想定した検査前確率の見積もりが大切になります．この検査前確率の決定こそが臨床医の腕の見せどころであり，最も難しいところです．

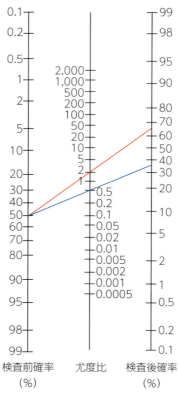

図3 尤度比のノモグラム
文献1より引用.

9 おわりに

　病歴聴取について，エビデンスを交えて解説しました．ただ実際はこのように「わかりやすい」症例ばかりではありません．最初はフレーム法を用いて鑑別を網羅して，1つ1つ丁寧に考えていくことが重要です．フレーム法について詳しく知りたい方は，文献4をご参照ください．

引用文献

1)「ジェネラリストのための内科診断リファレンス エビデンスに基づく究極の診断学をめざして」(酒見英太/監)，医学書院，2014
　↑病歴，身体診察，検査所見に関するエビデンスが網羅されている．エビデンスに基づく教科書の決定版です．一読の価値があります．

2)「診察エッセンシャルズ 新訂第2版」(松村理司/監)，日経メディカル，2018
　↑主訴からの症候学に焦点をあてた本で，症候学を勉強するのにうってつけです．

3)「高齢者診療で身体診察を強力な武器にするためのエビデンス」(上田剛士/編著)，シーニュ，2014
　↑高齢者の身体診察のエビデンスが纏められた良書です．エビデンスだけでなく実践的な内容も豊富で一読の価値があります．

4)「総合内科 ただいま診断中！」(徳田安春/監，森川 暢/著)，中外医学社，2018
　↑フレーム法とその運用について書いた入門書．ぜひ一読を!!

第1章 「手あて」の医療をはじめよう

4 良好なコミュニケーションのコツ

平島 修

Summary

- 患者が抱く感情を理解しておく
- 医師である自分が陥りやすい感情を理解しておく
- 尊敬できる先輩を見つけ，現場で盗む

0 はじめに

　「コミュニケーション」に関する事柄は医学教育のなかでも疎かにされがちな内容ですが，医療現場は毎日が新しい患者さんとの出会いの連続で，医療は人と人との関係性のなかで行われる行為であり，診断・治療すべてにおいて患者─医師の関係が大きく影響します．患者さんから得られる情報も信頼がなければ重要な情報が隠されてしまう可能性もあります．

　また，すべての患者さんが理解のある人とも限りません．トラブルを完璧に回避するのは不可能ですが，臨床に出る前に患者さんとのコミュニケーションとは何かを考えてみましょう．

1 患者のストレスを取り除く

　自分が患者になった気持ちを想像しながら，患者─医師間のコミュニケーションを考えてみると理解しやすいかもしれません．あなたが患者になったらどのような気持ちで病院を受診するでしょうか．これまで病院にかかったことがなければ，健診や歯科受診をした際の気持ちを思い出してみましょう．意外と「医師は男性なのか，女性なのか，若い医師なのか年配の医師なのか，話を聞いてもらえるだろうか」といった，相手の性格や容姿がまず気になるのではないでしょうか．プライベートな内容を話さなければならない患者さんは初対面の他人（医師）とコミュニケーションをとること自体がものすごくストレスであり，不安なのです．ストレスによって正確な情報が隠されたり，医師の誘導的な質問に本当は違うのにうなずいてしまったりすることがあります．だからこそ，患者さんのストレスに気を配り，取り除くことを最初に行うべきです．

　私が心がけている患者さんのストレス解消法は，『① 呼び入れはハキハキ，② 目を見る』の2つです．医療コミュニケーションがうまくいくかは最初の10秒で決めるといっても過言ではありません．私は外来をはじめる前にひと息いれて，声のキーを1つあげ，患者さんを呼び入れます．そしてまずは，患者さんの目を見てあいさつをする．この過程をあえて意識

的にやっています．前日の当直などで疲れてしまっている日ほど意識して演じるようにしています．最初に安心感を与え，目を見てしっかり話を聞くという「態度」を示すことが重要です．疲れていそうな医師，声が小さな医師，自信がなさそうな医師には誰も診てもらいたくないはずです．逆に，元気に目を見ながら挨拶をして，あなたの悩みを聞く準備が出来ていることを示すと患者さんは自然と安心感が湧いて話し出します．

2 「患者のフレーム」と「医師のフレーム」

『診断』と『治療』のみに意識を集中しすぎると，熱のこもった説明がむしろ逆効果になることがあります．例えば，胸痛を主訴に来院した患者さんで，診察時には症状は完全に消失していました．心電図には陽性所見ととるべきか悩ましいST変化があり，担当医は入院して追加検査が必要と判断しました．しかし，患者さんは，症状は落ち着いたし帰宅したいと考えました．医師のフレームは「帰ると命にかかわるかもしれない」，患者のフレームは「帰って仕事に戻りたい」と全く違っています．説明のときにいきなり，医師のフレームを押しつけるような説明をしていないでしょうか？

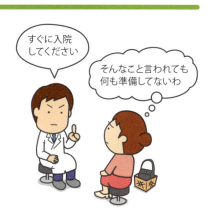

説明をする際には，まずは患者のフレームを確認します．この場合の確認方法は，「胸の症状が落ち着いてよかったですね」と相手の症状に共感することです．医師と患者のフレームが大きく異なる場合，何度説明をくり返しても堂々巡りとなり，結論に至らない場合があります．この場合は1人で説明することにこだわらず，上級医にも説明を依頼しましょう．後に患者さんとの複数名で説明を行ったが，患者さんの意見を尊重する形となったという事実が，万が一トラブルになった際には重要になります．

3 コミュニケーション力をつける方法

コミュニケーションを円滑に行う手法はたくさんありますが，コミュニケーション力こそ本のみで学べるものではありません．合コンの必勝法をわざとらしく駆使してもうまくいかないのと同じように，医療コミュニケーションも本で読んだことをそのまま使ってもうまくいきません．

コミュニケーション力について最も悩むのはおそらく研修医時代だと思います．私自身1年目のときに患者さんにうまく伝わらなかったことを「自分が若く見えるせいだ」と思い込み，「ひげを生やそうか」「もう少し偉そうに話そうか」と悩んだこともありました．しかし，夜間救急外来で数をこなすうちに，重要なのは見た目でも上から口調でもないことがわかってきました．最も影響を受けたのは1年先輩の2年目研修医の先生やスタッフの先生の背中

でした．先輩医師の患者説明を横で聞かせてもらうときに，最初は医学的内容を聞いていました．しかし説明する先生の目線，間の取り方，言葉の使い方，声量などによって患者さんの反応が微妙に違うことに気がついたのです．医学知識だけではなく，患者さんが安心する言葉，不安になる言葉について盗む気持ちで聞くようにして実際に自分が行う説明に入れてみると，自然と自分の患者さんへの接する態度が変わってきました．

特に印象的だった技を1つ紹介します．**「病状説明では，いきなり病状説明しない」**という技です．これはすべてのシチュエーションにおける病状説明で有効です．病状説明を行う場合，まずは話すのではなく「訊く」を行います．本人への説明であれば「検査が終わりましたが，今のご気分いかがですか」，本人以外への説明では「ご本人さんをみてどうですか」と患者・家族の今の気持ちを訊きます．説明を質問でスタートすることで，患者・家族に質問しやすい空気を提供することができるのです．このようにして上級医から直接盗んだ技で現在の自分の医療コミュニケーション術があるといっても過言ではありません．普段の上級医の仕草からも盗める技術はたくさんあります．

Advanced Lecture

日本人の気質とドアノブ・クエスチョン

米国由来の医療コミュニケーション用語にドアノブ・クエスチョン（doorknob question）というものがあります．診察を終えた患者さんが部屋を去るときにドアノブに手をかけ，振り向いて「先生，あの…」と診察中に言えなかった不安，本当は一番聞きたかった質問を打ち明けることを言います．

医師とはいえ，はじめて会う他人に自分のプライベートのことを出遭って数分で語るのは容易ではありません．それを防ぐために診療の最後に「ほかに気になることはありませんか？」と聞く作法がありますが，控えめな気質の日本人はそれでも言い出せないことがあります．ですので，最初の診察では情報が隠されることあるいは歪められることがあるということを認識しておくことは重要です．

しかし，ちょっとした気遣いでその聞き逃しを回避することも可能です．例えば，『「風邪」として受診された』患者さんが，同性愛者であることを言い出せず，本人は性病ではないかと不安をもっていたとします．そのとき，「ほかに気になることはありませんか？」ではなく，「言いづらいことかもしれませんが，病気にかかわることなので確認させてください，同性愛者ではないでしょうか？」と知りたい情報を具体的に質問された方が患者さんは答えやすいでしょう．

解釈モデルをオープンクエスチョンで聞き出すことは重要ですが，**患者さんが言い出しづらい内容は具体的に質問する**ことで患者さんに安心を与えられるのです．

4 おわりに

「愛想のいい藪医者」…私が研修医時代に最初に心がけた医師像です．医者になっていきなり名医になるのは難しくても，愛想のいい医師には今日からでもなれます．名医は一生かけてめざしていこうと心がければよいのです．正しい知識もうまく伝わらず，使えなければ意味がありません．とにかく場数をこなし，他人の技を盗み，たまに自分を振り返り思いやりのある医師をめざしましょう．

■ 参考文献
1)「医師の感情「平静の心」がゆれるとき」(Danielle Ofri/著，堀内志奈/訳), 医学書院, 2016
2)「話を聞かない医師 思いが言えない患者」, (磯部光章/著), 集英社, 2011

第2章

＼私が答えます!／
バイタルサイン・身体診療の「どうすればいいの!?」

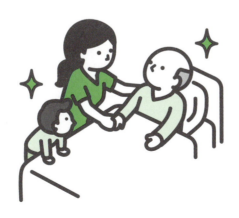

第2章 私が答えます！バイタルサイン・身体診察の「どうすればいいの!?」

1 バイタルサイン

1 血圧の左右差や白衣高血圧の解釈ってどうしたらいいですか？

薬師寺泰匡

Answer

- まずは正しく血圧を図ろう
- 本当に血圧の左右差がある場合には病変があるかもしれない
- 白衣高血圧症は意外とハイリスク!? 適切に判断を!!

0 はじめに

みなさんよく血圧は測定されていますか？ おそらく毎日のように患者さんの血圧を気にしている方がほとんどだと思いますが，「自分で」血圧を測定していますか？ と質問するとどうでしょう？

本稿では，正しく血圧を測定することと，どのようにその血圧を解釈したらよいかということについて理解を深めていきましょう．

1 血圧の測定

1) まずは手あて

血圧の評価に手あてって何をするんだと疑問に思うかもしれませんが，道具なしにできる重要なことがあります．それは**脈を見る**ことです．「脈を見る」と聞いて，多くの人は片側の橈骨動脈を触れる姿をイメージしたかもしれません．ですが，ここでは左右の橈骨動脈と大腿動脈，足背動脈を触れていただければ嬉しいです．自分の手を使ってこれらの脈を調べることで，上下肢もしくは左右での血圧の違いを知るきっかけになります．流石に指先一つで正確な血圧を知る方法はありませんが，明らかに左右差や上下差がある（左橈骨動脈だけ触れないとか，両側の大腿動脈は触れるのに足背動脈が触れないとか）場合には，血管病変を疑って各部位で詳細な血圧測定をする必要が出てきます．すべての患者さんで四肢の血圧まで測定している人は少数派でしょうから，ぜひまずは脈を触れていただければと思います．

また，巷でよく言われることで，橈骨動脈と大腿動脈，そして頸動脈を触れるかどうかがおよその収縮期血圧を反映するというものがあります．エビデンスに乏しいものの[1]，ある程度参考にはなります（表1）．主要動脈が触れないということは血圧が低いと思ってよさそうです．

表1 動脈触知と血圧の関係

	一般的な推定血圧	実際の動脈圧（mmHg）
橈骨動脈触知	>80 mmHg	平均72.5（55.3〜89.7）
大腿動脈触知	>70 mmHg	平均66.4（50.9〜81.9）
頸動脈触知	>60 mmHg	すべて60以下

表2 診察室血圧測定法

1. 装置	a. 精度検定された水銀血圧計，アネロイド血圧計による聴診法が用いられる．精度検定された電子血圧計も使用可[*1] b. カフ内ゴム囊の幅13 cm，長さ22〜24 cmのカフを用いる
2. 測定時の条件	a. 静かで適当な室温の環境 b. 背もたれつきの椅子に脚を組まずに座って数分の安静後 c. 会話をかわさない d. 測定前に喫煙，飲酒，カフェインの摂取を行わない
3. 測定法	a. カフ位置は，心臓の高さに維持 b. 急速にカフを加圧する c. カフ排気速度は2〜3 mmHg/拍あるいは秒 d. 聴診法ではコロトコフ第Ⅰ相の開始を収縮期血圧，第Ⅴ相を拡張期血圧とする
4. 測定回数	1〜2分の間隔をあけて少なくとも2回測定．この2回の測定値が大きく異なっている場合には，追加測定を行う
5. 判定	a. 安定した値[*2]を示した2回の平均値を血圧値とする b. 高血圧の診断は少なくとも2回以上の異なる機会における血圧値に基づいて行う
6. その他の注意	a. 初診時には，上腕の血圧左右差を確認 b. 厚手のシャツ，上着の上からカフを巻いてはいけない．厚地のシャツをたくし上げて上腕を圧迫してはいけない c. 糖尿病，高齢者など起立性低血圧の認められる病態では，立位1分および3分の血圧測定を行い，起立性低血圧の有無を確認 d. 聴診者は十分な聴力を有する者で，かつ測定のための十分な指導を受けた者でなくてはならない e. 脈拍数も必ず測定し記録

[*1] 最近では水銀の環境への影響，水銀柱の精度管理，アネロイド血圧計の精度の問題などから，電子血圧計の使用が勧められている．水銀計の代わりに電子式のアナログ柱を用いたハイブリッド血圧計も入手可能である．自動巻き付け式血圧計を待合室などで使用する場合，十分な指導と管理のもとで測定されなければ大きな誤差が生じる
[*2] 安定した値とは，目安として測定値の差がおよそ5 mmHg未満の近似した値をいう
文献2より引用．

2) 測定方法

　血圧は高くても低くても問題です．しかし，これを正しく認識するためには，正しい血圧測定方法を意識し，測定精度を保つ努力をしなくてはなりません．日本高血圧治療ガイドラインに測定方法（表2）がありますので，これは熟読しておいて損はありません[2]．このなかで，「**安定した値を示した2回の平均値を血圧値とする**」という記述があります．とても大切なことで，正確ではない値をもってしては何も評価できません．あとは表の通り，初診時診察においては，部位や体位による血圧異常の検出をしたいところです．また触診で左右上下の脈拍触知に差がある人では，積極的に各肢の血圧測定を行ってください．

2 部位や体位での血圧異常

1) 血圧の左右差

左右で上腕の収縮期血圧が20 mmHg以上，または拡張期血圧10 mmHg以上，**再現性をもって異なる場合**に有意な左右差ありとみなします[3]．この場合には大動脈炎症候群（高安動脈炎），解離性動脈病変，鎖骨か動脈の粥状硬化病変などが考えられます．血管雑音も評価しながら，慎重に評価しましょう．

救急の場においては大動脈解離の診断に血圧の左右差がどのくらい役立つかということが話題になります．血圧左右差の感度は31％なので，なかったからといって除外はできません．ただし，前述の動脈触知において左右差があるか，血圧の左右差がある場合には，大動脈解離の陽性尤度比5.7ということですので，あれば疑いを強めてよいでしょう[4]．

> ⚠️ **Pitfall**
>
> 一回測定して左右差があっても正確な値かわからないので騒ぎすぎないように．

> 👆 **Point**
>
> 左右で上腕の収縮期血圧が20 mmHg以上，または拡張期血圧10 mmHg以上，再現性をもって異なる場合に有意な左右差ありとする．

2) 血圧の上下差

左右差だけではなく，上下差も気にしておきたいところです．釈迦に説法かもしれませんが，足関節・上腕血圧比（ankle-brachial index：ABI）は動脈硬化の指標になります．通常下肢の方が上肢より血圧が高くなるので，足首と上腕の収縮期血圧の比は0.9〜1.3になります．これが低値のときは下肢動脈の狭窄や閉塞を考えねばなりません．下肢の血圧が高い場合（20 mmHg以上）には大動脈弁逆流症の可能性があります（これをHill徴候と言います）．

3) 血圧測定時の体位

通常血圧は座位で測定されるか，救急などでは臥位で測定することが多いかもしれません．しかし，起立性低血圧の検出には**立位での測定**が必要です．通常は臥位から立位に体位を変化させると，収縮期血圧が数mmHg下がり，拡張期血圧は数mmHg上がります．これが3分以内に収縮期血圧20 mmHg以上，拡張期血圧10 mmHg以上低下する場合，起立性低血圧の診断となります．臥位の時間が短ければ，血圧が安定しないままに立位になることになるので，検出感度が落ちます．仰臥位で2分以上おいて，その後立位となるようにしましょう．ガイドラインでは1分後と3分後の測定をすすめていますが[2]，失神もしくは前失神の原因検索をするのであれば，起立直後の血圧測定も重要です．

3 白衣高血圧の解釈は？

1) 白衣高血圧って？

　白衣高血圧症ってよく聞く言葉ですよね．最近はスクラブの人が増えてきたので患者さんも高血圧にならないかというと，そんなことはありません．これは測定する服装の問題ではなく，環境の問題です．診察室でのストレスなどから血圧が上昇すると考えられており，これを**白衣現象**と呼んでいます．スクラブを着ていても白衣現象です．そして，診察室で測定した血圧が高血圧であっても，診察室外での測定では正常域血圧を示す状態だったら**白衣高血圧症**と呼びます．英語でも「White coat hypertension」と言います．

2) 白衣高血圧の診断は？

　診断には診察室外の血圧が必要ですから，もしきちんと診察室で測定した血圧が高血圧（≧ 140/90 mmHg）だった場合には，家庭血圧の測定をお願いすることになります．もし家庭血圧が135/85 mmHg以上である場合には高血圧と診断しますが，135/85 mmHg未満の場合には白衣高血圧と考えます．ただし，自宅で何度か測定すると変動して曖昧な数値を呈することもあるかもしれません．ガイドラインでは「診察室外血圧の測定は，通常の朝・晩に加え，昼間時間帯や夜間睡眠中の家庭血圧測定や，必要に応じてABPMも行うことが望ましい」として，さまざまな時間帯の血圧を見て診断するように推奨しています[2]（**表3**）．ABPMは24時間自由行動下血圧測定（ambulatory blood pressure monitoring）のことで，小型の血圧計を身につけて設定時間ごとに血圧測定をします．利用可能な状況下で高血圧診断に悩んだら活用してみてください．

3) 白衣高血圧症はまずいの？

　実は診察室血圧で140/90 mmHg以上の高血圧と診断された患者の**15〜30％**が白衣高血圧症で，高齢者ではさらに頻度が増すとされています．そして，白衣高血圧症は通常の高血圧症の人に比べると予後良好であるとされています[2]．

　では無視していいのかというと，そうでもないのがややこしいところです．白衣高血圧症の患者さんの血圧コントロールをしないでいると，全く高血圧のない人たちに比べて**心血管病変リスクが高まる**という報告もあるほか[5]，心血管リスクがある人，メタボリックシンド

表3　異なる測定法における高血圧基準（mmHg）

	収縮期血圧		拡張期血圧
診察室血圧	≧140	かつ/または	≧90
家庭血圧	≧135	かつ/または	≧85
自由行動下血圧 24時間	≧130	かつ/または	≧80
昼間	≧135	かつ/または	≧85
夜間	≧120	かつ/または	≧70

文献2より引用．

ロームに関係する因子を抱える人,微量アルブミン尿が出ている人などでは,将来的に持続的な高血圧症に移行していくといわれますので[2],これらのリスク因子も評価しつつ,綿密な管理をしていくことが望まれます.

> 白衣高血圧症も血圧コントロールをしないと心血管リスクが高まる.

4 おわりに

　血圧の左右差をどのように見出すか,そして臨床的意義をどう捉えるかを解説しました.まずはしっかり脈をみて,正確な血圧測定ができるようになりましょう.そして白衣高血圧ですが,こちらも正しい血圧測定なしには診断できません.ぜひ自分で正しく血圧を測定する習慣をつけてみてください.

引用文献

1) Deakin CD & Low JL：Accuracy of the advanced trauma life support guidelines for predicting systolic blood pressure using carotid, femoral, and radial pulses: observational study. BMJ, 321：673-674, 2000
2) 「高血圧治療ガイドライン2014」(日本高血圧学会高血圧治療ガイドライン作成委員会/編),ライフサイエンス出版,2014
3) Beevers G, et al：ABC of hypertension. Blood pressure measurement. Part I-sphygmomanometry: factors common to all techniques. BMJ, 322：981-985, 2001
4) Klompas M：Does this patient have an acute thoracic aortic dissection? JAMA, 287：2262-2272, 2002
5) Huang Y, et al：White-coat hypertension is a risk factor for cardiovascular diseases and total mortality. J Hypertens, 35：677-688, 2017

第2章 私が答えます！バイタルサイン・身体診察の「どうすればいいの！？」

1 バイタルサイン

2 低血圧であればショックバイタルじゃないんですか？

薬師寺泰匡

Answer

- ショックバイタルって実は曖昧な言葉
- ショック≠低血圧！ショックの判断は数字ではできない!!
- カテコラミンを中心とした生体反応を探し，ショックハンターになろう!!

0 はじめに

　一般人が"ショック"と聞くと，「何か辛いことがあって衝撃を受けているさま」を想像するかもしれませんが，医療人が"ショック"と聞いたら「命に危機が迫っているヤバイ状況」という認識だと思います．本稿では，ショックとは実際にどういう状態なのか，そしてどのようにショックと判断するのかについて触れてみたいと思います．

症例

82歳男性．
主訴：嘔気．
現病歴：入所中の施設で食事中に嘔気を自覚．嘔吐はしていないが，意識が遠のきそうだということで介助していた職員が救急要請．意識消失はしていない．腹痛，下痢なし．
既往歴：認知症，腰痛症．
内服歴：ドネペジル塩酸塩，ロキソプロフェン，レバミピド．
来院時バイタルサイン：心拍数100回/分，血圧120/95 mmHg，呼吸数24回/分，SpO_2 98 %（room air），体温36.2℃，GCS 4-4-6（日付が曖昧）．

　さて，この人はショック状態でしょうか？もしこれだけで判断がつきにくければ，ほかにどんなところをみたらショック状態かどうか判断できるでしょうか？

1 ショックについて

1) ショックの定義

　日本救急医学会ではショックを「生体に対する侵襲あるいは侵襲に対する生体反応の結果，

表1　ショックの分類

分類	病態	原因
循環血液量減少性ショック (hypovolemic shock)	血液の絶対量が低下して組織灌流不全となる	出血，脱水，腹膜炎，熱傷など
血液分布異常性ショック (distributive shock)	末梢血管が拡張して，相対的に中枢の血管の灌流量が減る	アナフィラキシー，脊髄損傷，敗血症など
心原性ショック (cardiogenic shock)	心臓のポンプ機能が低下して組織灌流不全となる	心筋梗塞，弁膜症，重症不整脈，心筋症，心筋炎など
心外閉塞・拘束性ショック (obstructive shock)	心臓への灌流が妨げられた結果，心臓から駆出する血流量が減少する	肺塞栓，心タンポナーデ，緊張性気胸など

重要臓器の血流が維持できなくなり，細胞の代謝障害や臓器障害が起こり，生命の危機にいたる急性の症候群」と定義しています．簡単にいうと「ショック＝重要臓器の血流不全」ということであり，原因はさまざまです（表1）．

2) ショックバイタル

よく「ショックバイタルだ！」という叫び声がERから聞こえてくるかもしれません．ショックバイタルに明確な定義はありませんが，ショックインデックス（SI）というものが知られています．SIとは，出血性ショックの際に出血量を想定する指標で，「脈拍/収縮期血圧」の計算で求められます．SI＝1なら1L程度，SI＝2なら2L程度出血しているのだろうと想定します．一般的にはSI＞1をショックバイタルと呼んでいるかもしれません．近年では0.8をカットオフ値にした方がよいのではないかという流れもあります[1]．

3) ショックなのに血圧が低くならないことがあるんですか？

ショックとなれば全身の臓器がやられますから，当然最終的に血圧が低下します．なんとか影響を最小限に食い止めようと，身体も必死になって抵抗するのですが，このとき最も大きな役割を果たすのがカテコラミンです．α_1作用で末梢血管が収縮し，β_1作用で心収縮力や心拍数が上昇します．アドレナリンを投与すると血圧が上がるように，内因性のカテコラミンリリースによっても血圧は上昇します．そういうわけで，**本当は結構出血しているのに，血圧低下しないように放出されたカテコラミンのおかげで血圧が保たれることがままあるのです**（図1）．血圧だけみていると痛い目をみます．実は1917年にはすでに「While a low blood-pressure is one of the most constant signs of shock, it is not the essential thing, let alone the cause of it（低血圧はショックの最も確かな徴候の1つだが，ショックの原因ではないし，必須の条件でもない）」とされています[4]．

Point

カテコラミンのおかげでショック時でも血圧は下がらないことがある！

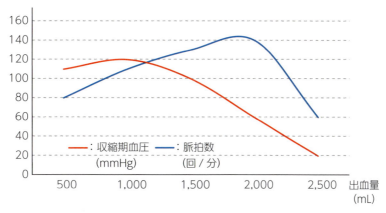

図1 出血量と脈拍，血圧のおおよその関係
文献2，3を参考に作成．

2 "ショックハンター"になろう

1) カテコラミンリリースの際の身体所見

　数字をみていてもショックの早期認知はなかなか難しいものですが，「手あて」によりなんとか早期に発見したいところです．ショック状態になりはじめると，前述のカテコラミンリリースにより**末梢血管は収縮し，末梢の皮膚は冷たく白くなります**．さらに**汗腺も収縮して，溜まっていた汗が皮膚ににじみ出てきて冷汗となります**．ショックの早期発見のために，これらを見つける＝ショックハンターになるのです．また，爪床を5秒間圧迫後，2秒以内に色が戻るかどうかをみる**CRT（capillary refilling time：毛細血管充満時間）も循環不全を捉えるうえで重要な身体所見です**．

2) ショックハンターのポジション

　私は救急搬送があると図2のAのようなポジションに立ちつつ研修医をサポートしますが，やっていることは次のことです．

- 患者さんの顔色・気道・呼吸状態を観察
- 患者さんの皮膚を見て色調変化を観察
- 患者さんの足を触り，末梢の冷感湿潤，足背動脈をどれくらい触知できるか確認

　上記のようにして気道，呼吸，循環に異常がないかを最初の10秒程度で評価します．そしてこれらの所見とバイタルサインを複合して，目の前の患者さんがショック状態なのかどうかを考えているわけです．**末梢の冷感湿潤があれば強くショックを疑いますし，末梢循環が良好であっても呼吸や皮膚を一緒に診ることで敗血症やアナフィラキシーなどの血液分布異常性ショックを疑うきっかけになります**．ちなみに自ら最前線で診察する際には，患者さんの手や橈骨動脈で所見をとっています．

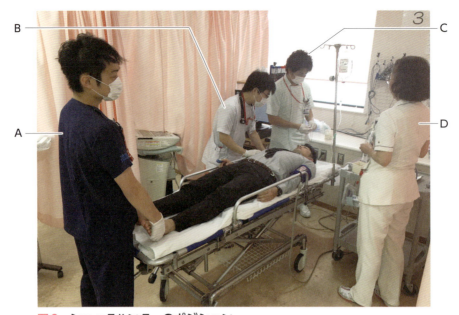

図2　ショックハンターのポジション
A）ショックハンター，B）研修医，C）救命士，D）看護師．

> 👆**Point**
>
> ショックの判断は末梢を見る・触る!!

3　ショックハンターのあとに

1）狙い撃ちハンター

　ショックハンターとして駆け出しの頃は，とにかくショック状態かどうか末梢の身体所見から疑うクセをつけることが大事になります．ただし，ショック初期であったり，高齢者などでカテコラミンに反応しにくいときであったりする場合にはなかなか判定が難しくなります．ここはもう一歩進んで，狙い撃ちハンターになりましょう．すなわち，ショックの原因についてもある程度推定しながら診察を進めることにより，さらに病態が明確に見えてきたり，初期にしっかりショックと診断できたりするようになるのです．ここは**脈拍と脈圧，また内頸静脈の観察**がキーポイントになります．

2）脈圧と脈拍，内頸静脈の変化も見てみよう

　脈拍についてですが，通常カテコラミンが出れば頻脈になるはず（図1）です．しかし，**徐脈になるパターン**も存在します．**心原性ショックと神経原性ショック**の場合です．心原性ショックの場合はカテコラミンが出ているため末梢冷感があるはずです．神経原性ショックは脊髄損傷などのときに起こりますが，そもそも交感神経節がやられてしまう病態により血

表2　それぞれのショックと身体所見

	脈拍	脈圧	頸静脈	末梢
循環血液量減少性ショック	↑	↓	虚脱	冷感
血液分布異常性ショック	通常↑ 神経原性では↓	↑	虚脱	温感
心原性ショック	通常↑ 心筋伝導系障害があれば↓	↑	圧上昇	冷感
心外閉塞・拘束性ショック	↑	↓	怒張	冷感

管拡張をきたすので，末梢温感を伴います．

　脈圧は収縮期血圧から拡張期血圧を引けば求められます．脈圧はおよその心拍出量を反映すると言われており，大脈圧（脈圧≧収縮期血圧÷2）であればカテコラミンが出ている可能性が高くなり，小脈圧（脈圧≦収縮期血圧÷4）であれば心臓が膨らめない，つまり血管内の低容量か心外閉塞があるのではないかと疑うきっかけになります．出血性病変がある場合には，カテコラミン産生と低容量がからむので評価が難しくなります．

　内頸静脈は圧を測定するのが適切です（第2章-3-1参照）が，怒張している場合は右心系から左心系に血液が流れていないことが予想されるので，閉塞性ショックが疑われます．逆にもし内頸静脈が虚脱していれば，低容量が考えられます．もし小脈圧で内頸静脈が虚脱していれば？　そうですね．低容量を疑うことになります（表2）．

4　おわりに

　血圧が下がってからショックを疑っても対応が後手に回ります．くれぐれも，血圧低下を待つようなことはしないようにしてください．最初に呈示した症例の患者さんは，実は上部消化管出血の患者さんです．末梢は冷たく湿潤しており，頸動脈は虚脱し，脈圧も低くなっていました．タール便があったので上部消化管内視鏡検査をしたところ出血も続いていたので，放っておけば血圧が低下して手遅れになってしまったかもしれません．

　皆さんがすばらしいショックハンターとして活躍されることを信じております！

引用文献

1）DeMuro JP, et al：Application of the Shock Index to the prediction of need for hemostasis intervention. Am J Emerg Med, 31：1260-1263, 2013
2）American college of surgeons committee on trauma：trauma evaluation and management（TEAM）：program for medical students；instructor teaching guide. american college of surgeons, 1999
3）「改訂第5版 外傷初期診療ガイドライン」（日本外傷学会，日本救急医学会/監），pp43-63，へるす出版，2016
4）Archibald EW, et al：Observations upon shock, with particular reference to the condition as seen in war surgery. Ann Surg, 66：280-286, 1917

参考文献・もっと学びたい人のために

1）「バイタルサインからの臨床診断 改訂版」（宮城征四郎/監，入江聰五郎/著），羊土社，2017
　↑血圧のみに振り回されず，バイタルサインをしっかり評価することを学べます．

第2章 私が答えます！バイタルサイン・身体診察の「どうすればいいの!?」

1 バイタルサイン

3 呼吸数って必要なんですか？どうみればいいですか？

長野広之

Answer
- 呼吸数は臨床判断を変えうる重要なバイタルサインの1つである
- 呼吸数が変化する状況，疾患を意識して診察に当たろう

0 はじめに

　皆さん呼吸数を測っていますか？呼吸数は臨床判断を変えうる大事なバイタルサインの1つです．呼吸数や呼吸様式に注意を配ることで状態の変化を早く察知することができます．今回は症例を通じて，呼吸数を測る重要性を理解していただければと思います．

1 呼吸数はなぜ重要？

　前述したように，呼吸数はバイタルサインの1つです．救急外来で患者さんを診るときに血圧，脈拍，体温が気になりますよね．それは重症度や鑑別に役立つからです．では呼吸数はそれらに関与しないのでしょうか？

　肺炎の場合，呼吸数はCURB-65やPneumonia Severity indexといった重症度予測の1つの項目に入っています．また呼吸数が上がるほど肺炎の院内死亡率は上昇します[1]．ICUの重症度予測因子の1つであるAPACHE II scoreにも呼吸数が入っています．さらに呼吸数増加は急変のリスクとも関係しており，呼吸数＞27回/分の内科入院患者はそうでない群に比べて72時間以内の心肺停止のオッズ比が5.56だったという報告もあります[2]．**呼吸数の高い患者は重症度が高い可能性があり注意が必要**です．

　次の症例を見てください．

総合内科に入院中の80歳女性．血管炎の治療でプレドニゾロン（プレドニン®）1回15 mg，1日2回内服中．看護師より38℃台の発熱でコールを受けました．体温 38.3℃，脈拍 90回/分整，血圧 120/72 mmHg，呼吸数 28回/分，SpO₂ 98％（room air）．

この状況はすぐ治療を開始すべきでしょうか？ 呼吸数上昇＋発熱を見た際に念頭に置く必要があるのは敗血症です．敗血症（Sepsis）のcriteriaであるqSOFAにも呼吸数＞22回/分が入っていますね[3]．呼吸数増加は敗血症において発熱，低酸素血症，低血圧が生じる前によくみられる所見です[4]（サイトカインによる呼吸中枢刺激によると言われています）．病状が進行すれば，嫌気性代謝が進み代謝性アシドーシスと呼吸性の代償を招きさらに呼吸数が上がります．**呼吸数が上がっている発熱は要注意**で，迅速な対応が必要となります．

本症例では血液ガスでAG（anion gap）開大性の代謝性アシドーシス＋呼吸性代償があり，乳酸値も軽度上昇していました．各種培養採取のうえ，尿グラム染色にてGNR（Gram negative rods：グラム陰性桿菌）middleが見えたことにより免疫抑制患者の院内尿路感染と考え抗菌薬選択を行いました．後日，血液培養と尿培養からESBL（extended spectrum β lactamase：基質特異性拡張型βラクタマーゼ）産生大腸菌が検出されました．こういった症例では呼吸数をとらなければ，疾患の重篤性に気づくことはできません．それでは，次の症例ではどうでしょうか．

> **症例2**
> ネフローゼ症候群にてプレドニゾロン（プレドニン®）1回20 mg，1日2回内服中の76歳女性．胸部X線上，びまん性のすりガラス陰影を認め，各種検査でサイトメガロウイルス肺炎と診断．ガンシクロビル（デノシン®）の投与を開始するも呼吸状態は悪化し，NPPVにて呼吸管理を開始した．FiO_2 0.6，PS 4 cmH$_2$O，PEEP 4 cmH$_2$O，の設定で呼吸数26回/分，SpO_2 96％，血液ガスではPaO_2 91 Torr，$PaCO_2$ 23 Torrであった．翌日呼吸状態は横ばいであったが，呼吸数は28回/分と上昇傾向であった．

ここではNPPVで何とかSpO_2，PaO_2は保てています．では，このままNPPV管理でいいでしょうか？ 酸素化は保たれていますが，呼吸数が増加したままです．肺胞酸素分圧は（大気圧−肺胞水蒸気圧）×FiO_2 − $PaCO_2$/0.8で求められ[5]，$PaCO_2$を下げれば下げるほど上がります．過換気は酸素化を改善するために起きていると考えられます．このまま過換気が続けばどうなるでしょう？ 自分で20回以上の呼吸をしてみてください．だんだん疲れてきませんか？ 同様に患者さんも過換気が続けば呼吸筋が疲労し，やがて換気不全に陥ります[6]．本症例では呼吸不全はすぐに改善しないと予測し，換気不全に陥る可能性を考え早期に挿管管理としました．

表　過換気症候群の鑑別疾患

呼吸器疾患	肺炎，胸膜炎，喘息，気胸，気道閉塞
循環器疾患	肺塞栓，心不全，急性冠症候群
代謝性疾患	代謝性アシドーシス（糖尿病性，敗血症性），甲状腺機能亢進症，低血糖，褐色細胞腫
中枢神経疾患	脳炎，髄膜炎，脳梗塞/梗塞，くも膜下出血
その他	敗血症，薬物中毒（アンフェタミンなど），セロトニン症候群 深い呼吸ができなくなる腹膜炎，腹腔内圧上昇

矢吹 拓：よくある過換気症候群だと思ったのに…．「帰してはいけない外来患者」（前野哲博，松村真司/編），p99，医学書院，2012 より作成．

2　呼吸数が変化する状況とは？

下記の症例で呼吸数が上昇する疾患を考えてみましょう．

23歳女性．本日夕方17時頃より徐々に呼吸が荒くなり22時に救急外来受診．血圧110/70 mmHg，脈拍 90回/分整，体温 36.5℃，呼吸数 30回/分，SpO$_2$ 100%（room air）．特に誘因となるイベントはなかったとのこと．過換気症候群の既往はない．

過換気症候群は救急でよく診断される疾患かもしれませんが，ほかの疾患の除外が必要です．過換気症候群の鑑別は表のようなものがあげられます．

これらを念頭においた場合には発症様式，併存症状の聴取や胸郭運動，肺音の診察が必要です．内服薬のチェックや既往歴も重要ですね．本症例では数週間前から口渇/多尿が進行しており，動脈血液ガスで代謝性ケトアシドーシスと高血糖を認め，糖尿病性ケトアシドーシスと診断．その後の検査で1型糖尿病と診断されました．

また逆に呼吸数が低下する病態としては薬剤によるナルコーシスや頭蓋内圧が上がる頭部外傷などがあげられます．

3　呼吸数を上手にとるには？

呼吸数を正確にとるためには呼吸を意識させないのが大事です．肺野の聴診の際では患者さんが呼吸を意識してしまうため，呼吸数が実際より多くなる傾向があるように感じます．筆者は**お腹の触診をする際に呼吸数を同時にとる**ようにしています（橈骨動脈で脈をとる際に一緒にとる方法もあります）．15秒測って，それを4倍にする，もしくは30秒測ってそれを2倍にすることが多いです．

Advanced Lecture

呼吸様式にも着目してみよう

呼吸数を数えることに慣れてきたら呼吸様式にも注意してみましょう．深く速い呼吸はKussmaul呼吸（代謝性アシドーシスの代償のための深く規則正しい呼吸）の可能性があります．

浅い呼吸で呼吸数が上がっていれば，換気が十分にできていない可能性があり，血液ガスでCO_2貯留の評価が必要です．診察時に患者の呼吸を真似してみると，呼吸の回数や様式を意識することができ，深い呼吸や速い呼吸を感じとることができます．

4 おわりに

いかがだったでしょうか？呼吸数をとるだけで色んなことが想像できませんか？漫然と呼吸数をとるのではなく，呼吸数によって臨床判断がどう変わってくるのかを意識しながら臨床をすると，呼吸数がとれるようになります．頑張りましょう！

引用文献

1) Strauß R, et al：The prognostic significance of respiratory rate in patients with pneumonia：a retrospective analysis of data from 705,928 hospitalized patients in Germany from 2010-2012. Dtsch Arztebl Int, 111：503-8, i-v, 2014
    ↑18歳以上の市中肺炎の入院患者で入院時の呼吸数が12〜20回/分の群に比べて，院内死亡率のオッズ比が27〜33回/分の群で1.72，34回以上の群で2.55であった．
2) Fieselmann JF, et al：Respiratory rate predicts cardiopulmonary arrest for internal medicine inpatients. J Gen Intern Med, 8：354-360, 1993
3) Singer M, et al：The Third International Consensus Definitions for Sepsis and Septic Shock (Sepsis-3). JAMA, 315：801-810, 2016
4) Simmons D, et al：Hyperventilation and Respiratory Alkalosis as Signs of Gram-Negative Bacteremia. JAMA, 174：2196-2199, 1960
    ↑グラム陰性桿菌感染の症例で呼吸性アルカローシス，呼吸数増加がみられたことから，それらが初期の診断の手がかりになりうることが示されている．
5)「ハリソン内科学 第4版」（福井次矢，黒川 清/日本語版監修），p1811，メディカル・サイエンス・インターナショナル，2013
6) Cohen CA, et al：Clinical manifestations of inspiratory muscle fatigue. Am J Med, 73：308-316, 1982
    ↑高二酸化炭素血症の呼吸不全で人工呼吸器管理となった12例より呼吸筋疲労の特徴を調べた論文．

第2章 私が答えます！バイタルサイン・身体診察の「どうすればいいの!?」

2 呼吸器の診察

1 副雑音の分類，いろいろあってよくわかりません！

宮里悠佑

Answer

- 呼吸音の聴診では左右差が重要です！
- まず wheeze と crackles をマスターしましょう！

0 はじめに

　　呼吸音の聴取はすべての研修医が経験しますが，机上で理解した副雑音と実臨床で聴取する呼吸音はかけ離れていることも多く，決して簡単ではありません．今回は実臨床で最もよく遭遇する副雑音である wheeze と crackles について現場の感覚で解説します．

1 呼吸音聴診の基本

　　突然ですが，私は身体所見をとるのが苦手です．苦手なので，身体診察の達人たちや教科書から所見のとり方を日々，教わっています．そうすると，少しずつ身体所見をとるのが楽しくなってきました．今回は，聴診で初学者が必ず理解しておくべき，また注意すべき点を説明します．

> **症例**
> 80歳代の男性，化膿性脊椎炎で入院中．脊椎の膿瘍にドレーンが留置され，抗菌薬の点滴投与を続けている．腰痛のため，左側臥位しかとれず，食事も左側臥位で摂取．入院10日目に発熱し，看護師より研修医へコールがあった．
> 研修医は発熱の原因を調べるため，詳細な病歴聴取をした後，頭の先からつま先まで丁寧に診察を行ったつもりだったが，異常所見は認めず熱源がはっきりわからなかった．

　　まずは，呼吸音を聴診する際の注意点です．

① 聴診器は患者さんの**皮膚**に「きっちりと押し付けるように」当てましょう（図1）
② **なるべく大きく深呼吸**をしてもらうようにしましょう
③ 前面後面，上中下肺野，左右の計12カ所を**左右差**がないか，**交互に聴く**習慣をつけましょう（図2）
④ **臨床上の意味**を考えながら聴きましょう

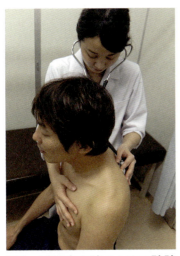

図1 呼吸音を聴くときの聴診器の当て方
聴診器は患者さんの皮膚にしっかりと押し付けて，反対側の手で固定する．

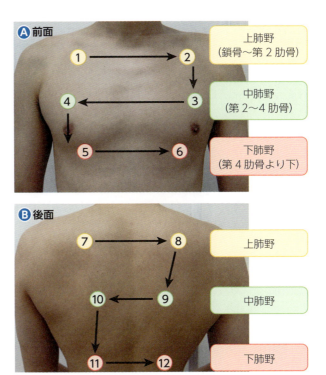

図2 呼吸音は左右差に注意しながら聴取する
上記12カ所を左右交互に聴くようにするとよい．

2 副雑音の考え方

では，本題の副雑音です．まず，wheezeとcracklesを覚えましょう．

1) wheezeとその考え方

wheezeは高音性連続性ラ音ともよばれ，**主に気道の病変を示唆**します．空気が狭くなった気道を通る際に聴取でき，笛のように「ピー」という音がします．この音を聴取すれば，気管支喘息，COPD（chronic obstructive pulmonary disease：慢性閉塞性肺疾患），肺水腫などの疾患を想起します．喘息発作では多数の末梢気道がさまざまな度合いで狭窄していますので，左右の肺で多様な高さと音色のwheezeが混じって聞こえることが多いです（polyphonic wheeze）．まるで小鳥の群れがさまざまな鳴き声を同時に発しているような音と表現できるかもしれません．

一方で，片側のごく限られた領域でのみwheezeを聴取するときには，異物や腫瘍，炎症などによる限局した気管支の狭窄を疑います．このような場合，狭窄部位が少ないので一定の高さの単調な「ピー」という音（monophonic wheeze）が聴こえるかもしれません（**図3**）．この場合，鳴いている小鳥は1匹となります．

2) cracklesとその考え方

cracklesは4種類に分類されます．詳細は後述の文献などを参考に勉強していただきたいのですが，ここではよく遭遇し，比較的理解のしやすいpan（holo）-inspiratory crackles

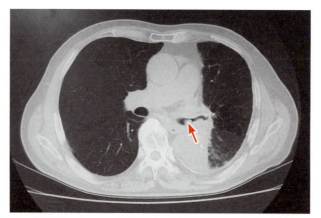

図3　限局性wheezeの聴取から腫瘍発見に至った例
左肺に限局するmonophonic wheezeが聴取され，胸部単純CT検査を施行すると，背側より左主気管支に浸潤する病変（→）を認めた．気管支鏡生検にて肺扁平上皮がんと診断された．

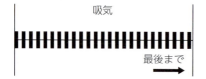
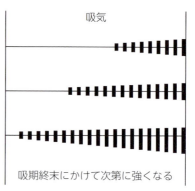

図4　よく遭遇する2つのcracklesとその違い
文献1より引用．

　（以下 "pan-"）とlate-inspiratory crackles（以下 "late-"）を説明します（図4）．文字通り，pan-は吸気のはじめから最後まで聞こえる，プツプツと途切れた音の集合で，**肺胞**に病変が及んでいる際に聴取できるとされています．一方，late-は吸気の終末にかけて増強していくように聞こえる，パラパラとした音で，主に**肺の間質**に病変が及んでいる際に聴取されます．しかし，細菌性肺炎や心不全のはずなのにpan-ではなくlate-が聴こえる例にもときどき出くわします．実は細菌性肺炎の治療期や，心不全でも早期で間質性浮腫のみがある場合などにはlate-が聴こえることがあるのです．

3　症例の経過と副雑音

　入院患者の発熱を診る場合，肺炎，尿路感染，カテーテル関連血流感染…など，その人に

起こりうる発熱の原因を1つずつ考え，指さし確認で病歴聴取，診察をしていきます．確認することが多すぎて診察が雑になり，重要な所見を見逃してしまうことがありますが，こんなときこそメリハリを利かせた身体診察が有効です．

　この患者さんは食事中も左側臥位になっており，発熱の原因としてまず誤嚥性肺炎が考えやすいです．特に，左の下肺野に肺炎を起こしている可能性が高そうです．**そういう耳で聴診をすると，背側の右下肺野と左下肺野の呼吸音がわずかに違っていました．**左下肺野を再度しっかり聴診すると，pan-inspiratory cracklesが聴取でき，胸部X線でも左下肺野に浸潤影を認め，誤嚥性肺炎と診断できました．

　日常診療で忙しいなか，身体所見を効率よく診断に生かすためには，**患者背景や病歴から「身体診察前の確率」を見積もる**トレーニングが重要です．「何となく」ではなく「ココにこの所見があるはずだ！」という気持ちで身体所見をとらないと本当に大事なサインは見えてきません．

　一方，明らかに肺炎が疑われる場合でも，cracklesが聴取できないときがあります．Norisueらの報告[2]によれば，細菌性肺炎の100症例中の41症例ではcracklesが聴取できなかったようです．この結果を一般化するのはやや強引ですが，少なくとも「cracklesを聴取しないから」という理由で肺炎を除外するべきではなく，病歴から強く肺炎を疑う場合には声音振盪，ヤギ音など，ほかの身体所見を駆使して「肺炎を見つけにいく」という姿勢が重要なのだと考えます（今回は紙面の都合でご紹介できませんでしたが，自験例ではCVA叩打痛の左右差のみが肺炎診断のきっかけになったこともあります）．このように，身体所見上の異常の有無と疾患の有無は1：1で対応しているわけではないので，ほかの手がかりから「身体診察前の確率」を見積もったうえで診察を行うことが重要なのです．

4 おわりに

　身体診察は，上記のように**臨床上の意味を考えながら勉強しはじめるとおもしろくなり**，患者さんのもとを訪れる回数が増えます．そうすると患者さんとのラポールを形成しやすくなり，もっと診察が楽しくなる…という好循環を生みます．もし，身体診察を苦手に感じている方がいたら，ぜひ一緒に「楽しく」学びましょう．楽しみながらかつ効率的に身体診察が学べる参考文献を記しますので，ぜひ活用してください．

■ 引用文献

1）「感染症レジデントマニュアル 第2版」（藤本卓司/著），医学書院，2013
　↑聴診だけではなく，身体所見の重要点がコンパクトにまとめられている名著．
2）Norisue Y, et al：Phasic characteristics of inspiratory crackles of bacterial and atypical pneumonia. Postgrad Med J，84：432-436，2008
　↑身体所見（特にcrackles）を用いて細菌性肺炎を非定型肺炎を鑑別しようと試みた興味深い論文．

■ 参考文献・もっと学びたい人のために

1）「楽しく学ぶ身体所見 呼吸器診療へのアプローチ」（長坂行雄/著），克誠堂出版，2011
　↑連続性ラ音について非常に詳しく解説されている．

2)「サパイラ 身体診察のアートとサイエンス 原書第4版」(須藤 博, 他/監訳), 医学書院, 2013
 ↑ 身体所見の歴史から生理学をふまえた理解, ほかの教科書には載っていないマニアックな身体所見まで, ユーモアを交えながら事細かに記載されている.

3)「身体診察シークレット 第2版」(金城紀与史, 他/監訳), メディカル・サイエンス・インターナショナル, 2009
 ↑ ややマニア向けだが, きめ細かい説明とわかりやすい図表が秀逸. 個人的には身体所見からの鑑別診断の記載に何度も助けられました.

第2章 私が答えます！バイタルサイン・身体診察の「どうすればいいの!?」

3 循環器の診察

1 頸静脈は外頸・内頸どちらをみたらいいのですか？

清水 実, 堀内滋人

Answer

- 基本的に右内頸静脈です．体液量をより正確に評価できるのは右内頸静脈であり，刻一刻と変化する体液量を，ベッドサイドで1日に何度も評価することが可能です
- ただし，瞬時にemergencyな病態を把握する際に，外頸静脈が有効なときがあります
- そのため状況に応じて，右内頸静脈・外頸静脈の違いを明確に意識して診察することが重要です

1 外頸静脈と内頸静脈の違い

…ERにて．
研修医は夜に育つ．孤独が人を育てる．
深夜，大学を卒業したばかりの医師が当直している救急外来に，胸痛を主訴にした患者さんがリザーバーマスクで酸素10Lを投与され入ってきた．
顔面蒼白，末梢冷感，手を触れるとジトッとした汗．
「これは危ない，どうしよう」
呼びかけると反応があり，JCSは2桁．SpO_2は測定できない．血圧は97/63 mmHg，心拍数114回／分，頻呼吸．脈拍は徐々に伸びはじめ，40回／分台．
「どうしよう」
「危険な疾患…．なんだろう．もしや大動脈瘤破裂か…」
ふと目をやると，頸部の怒張した静脈が目に飛び込んできた．それは呼吸でも全く変動しない．

Point

　私たちが日常，目の当たりにしている現場では，クリックや電話1本で施行可能な検査の時間さえも許されない危険の迫った状況がある．そんなとき，**病歴聴取・身体所見が輝きを放つことがある**．
　例えば外頸静脈の評価は，瞬時に正確な病態把握ができるため，診断に役立ち，いち早い治療介入を可能とすることがある（表1，図1）．

表1　外頸静脈と右内頸静脈の違い

	外頸静脈	右内頸静脈
長所	・直接目視可能であり，ひと目で見つかる ・そのためERなどでemergencyな疾患のrule in/rule outにも有効 （例1：臥位で外頸静脈が確認できなければ大動脈瘤破裂などによるhypovolemicな状態を疑う） 〔例2：外頸静脈が呼吸性に全く変動せずに怒張している場合，心タンポナーデなどによる中心静脈圧（CVP）の著明な上昇を疑う〕	・右房と直線的につながっているため，CVPのより正確な評価が可能（そのため一般的に右内頸静脈を用いる）
短所	・腕頭静脈→鎖骨下静脈→外頸静脈と2回直角に曲がり，右房と直線的につながっていない ・そのためCVPのより正確な評価は右内頸静脈に劣る	・直接は目視できず，胸鎖乳突筋を介して，皮膚の微動により確認する ・そのため評価に一定時間を要する

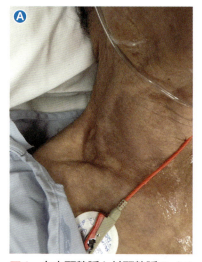
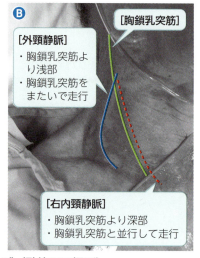

図1　右内頸静脈と外頸静脈のイメージ（臥位にて撮影）

外頸静脈（━）の怒張はひと目でわかるものの，右内頸静脈（- -）は胸鎖乳突筋（━）の深部にあるため確認できない．

> **症例のつづき 1**
>
> 「あれ？　外頸静脈がやけに怒張している．何かおかしい…」
> 心の声がまた囁いた．
> 「呼吸をしても全く微動だにしない．大量出血などのhypovolemicな状態とは違うかな…」
> 「大量輸液はひとまずやめて，ほかの原因を考えよう」

 Point

> criticalな疾患が想起される状況では，外頸静脈の怒張を見抜くことで，瞬時に重要な意思決定を行うことができる．

2 右内頸静脈の診察

> **症例のつづき2**
>
> …病棟にて.
> 採血,心エコーなどの結果,急性心不全と診断.入院直後,45°程度の坐位で,下顎角近傍に二峰性に沈む血管拍動を視認.亜硝酸薬などにて治療を開始した.
> 1時間後,二峰性に沈む血管拍動は鎖骨上部にわずかに見える程度となった.
> 患者の呼吸は穏やかになり,手足に温かみが戻ってきた.
> 自分の治療は効いている.自分の心にも温かみが戻ってきた.

Point

採血・画像検査を行っても判断に迷うとき,病歴聴取・身体所見により状況が大きく打開されることがある.また採血・画像検査では不可能な,リアルタイムでの病態把握が身体所見では可能である.
例えば,採血や画像検査からも迷うことがある体液量評価を,右内頸静脈を観察することで1日に何度もくり返し行うことができる.

右内頸静脈の認識は容易ではなく,さまざまな技が必要です.ただし**日々の修行の反復**により,確実に認識できるようになります.

1) CVP上昇がわかる体位（図2）

45°坐位で,右内頸静脈拍動が胸骨角から**4.5 cm以上**のとき,CVP上昇と覚えてください.

2) ペンライト操作（図3）

内頸静脈に対して接線方向から光を当てることで,皮膚の微動が見やすくなります.

3) 内頸静脈診察時の顔の位置（図4）

患者さんの右乳頭近辺から頸部を見上げる（アッパーカット技法）ことで,より皮膚の微動が見やすくなります.

4) 内頸静脈と頸動脈・心音の関係（表2,図5）

最初は頸動脈拍動との違いを認識してください.頸動脈拍動や心音との関係から,内頸静脈の動きを想定すると,さらに見つけやすくなります.

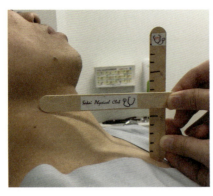

図2　CVPの推定方法

胸骨角から右内頸静脈拍動までの垂直距離を測る．
実際には患者の体位に関係なく，胸骨角は右房より約5 cm上方にある．そのため胸骨角から3〜4 cm以上上方に右内頸静脈拍動が確認できれば，$CVP \geq 8〜9\ cmH_2O$となりCVP上昇と判断する（文献1参照）．

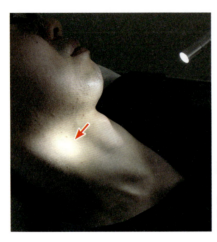

図3　ペンライトを使った内頸静脈の観察方法

患者さんの状態に応じて，右内頸静脈の拍動位置を予想し，その部位をペンライトで照らす（→）．

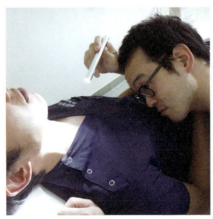

図4　内頸静脈診察時の顔の位置

右内頸静脈拍動を観察する筆者（堀内）．

表2　内頸静脈と頸動脈の違い

	内頸静脈	頸動脈
動き	緩やかで二相性に沈む	鋭く一相性に拍動
拍動の触診	不可	可能
呼吸による変化	吸気時に足方向に移動	不変
体位による変化	坐位で足方向に移動	不変

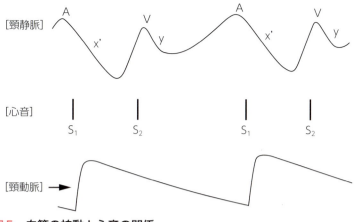

図5　血管の拍動と心音の関係
A：右房の収縮　V：右房への静脈還流　x'：右房の弛緩　y：右房から右室への血液流出
x'下降波はⅡ音（S_2）の直前で終了し，y下降波はⅡ音の直後からはじまる．
x'下降波は頸動脈拍動と同時に生じる．y下降波は頸動脈拍動後に生じる．
文献2より引用．

3　おわりに

　患者さんの傍に寄り添い，必死に診察することが「手あて」であり医療を行う基本的な態度の遂行です．日々の「手あて」の積み重ねの末に，emergencyで閃く感性があります．昨日，病棟で急変したショックバイタルの患者さん，救急外来に搬送されてきたCPA（cardiopulmonary arrest：心肺停止）の患者さん，第一印象がsickだったwalk-inの患者さんに，内頸静脈・外頸静脈を有効に活用できていたでしょうか．これから来る，突然発症の呼吸困難感の患者さん，失神を主訴に来た頻脈の患者さん，完全片麻痺で搬送された意識障害で血圧の低い患者さんを診るときなどに，ぜひこの話を思い出していただきたいです．

■ 引用文献
1）「ベイツ診察法 第2版」（Bickley LS & Szilagyi PG/著，福井次矢，他/日本語版監修），pp365-370，メディカル・サイエンス・インターナショナル，2015
2）「マクギーの身体診断学 改訂第2版」（Mcgee S/著，柴田寿彦，他/訳），pp232-241，診断と治療社，2014

■ 参考文献・もっと学びたい人のために
1）「サパイラ 身体診察のアートとサイエンス 原書第4版」（Orient JM/著，須藤 博，他/監訳），医学書院，2013

第2章 私が答えます！バイタルサイン・身体診察の「どうすればいいの!?」

3 循環器の診察

2 Ⅲ音・Ⅳ音って本当に聞こえるのですか？

齋藤浩史

Answer

- Ⅲ音・Ⅳ音は一朝一夕には聞こえない．常日頃からトレーニングを！
- Ⅲ音・Ⅳ音だけでなく，ほかの診察（肺雑音・頸静脈圧・心尖拍動など）からも今の心臓の状態を評価しよう！

0 はじめに

奔馬調音（Ⅲ音・Ⅳ音）が聴取された場合は重症心疾患を示唆することが多いため，聴取できるようになることが重要と思います．以下，診察のポイントなどを解説していきますが，少しでも皆さんの糧になれば幸いです．

1 奔馬調音

> 60歳代男性，呼吸困難で当院ER搬送．既往に心筋梗塞・COPDがあった．来院時，体温36.8℃，血圧180/110 mmHg，脈拍数100回/分（整），呼吸回数30回/分，SpO$_2$ 97％（3 L/分）．頸静脈怒張なし，肺野で軽度wheeze聴取，心音はERが賑わっておりよく聞こえない….

肺も心臓も悪く，心不全・COPDの増悪など気になります．もう少し肺か心臓か絞れたらいいですね．

この方はCOPDの既往がありましたが，心尖拍動を触れることができました．心尖拍動にてⅢ音を触知し，CS1心不全として入院加療としました．

1） 聴診のポイント

下記3点に留意します[1, 2]（図1）．

- 低音で，音量も小さいので，聴診器のベル型の方を用いる
- 聴診器は患者さんの胸壁にできるだけ軽く当てながら，同時に空気の漏れがないよう確実に気密性を保つ

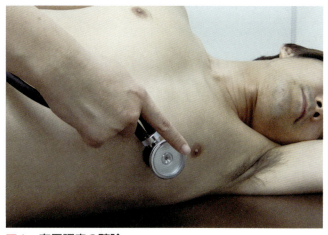
図1 奔馬調音の聴診

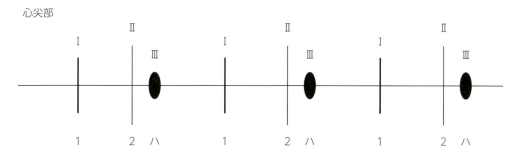
図2 Ⅲ音のイメージ
文献1より引用.

- 左側臥位, 心尖部で聴診する

2) Ⅲ音[2]

Ⅲ音は拡張早期の血液の急速流入によって生じ, **心房圧の上昇と収縮不全になりかかっている心室**の存在を示唆します.

Ⅲ音は主に, 種々の心疾患による**うっ血性心不全**で確認できます. ただ僧帽弁閉鎖不全症では弁逆流で血流が増加して起こることがあるので, ほかの徴候と合わせて判断することが必要です. また, 若年健常者でも聞こえる場合があります.

Ⅲ音はⅡ音の直後に聞こえます. よく「おっかさん」と表現されますが, 個人的には「1 (ワン), 2 (トゥ) ハ, 1 (ワン), 2 (トゥ) ハ」がわかりやすい気がします. 1がⅠ音, 2がⅡ音, ハがⅢ音ですね. Ⅲ音は, 上記でも記載した通り低音で小さいので, ハの方が近いかもしれません[1] (図2).

3) Ⅳ音[2]

Ⅳ音は拡張末期の前収縮充満期に発生し, **左房収縮の亢進と左室の拡張障害**を示唆します.

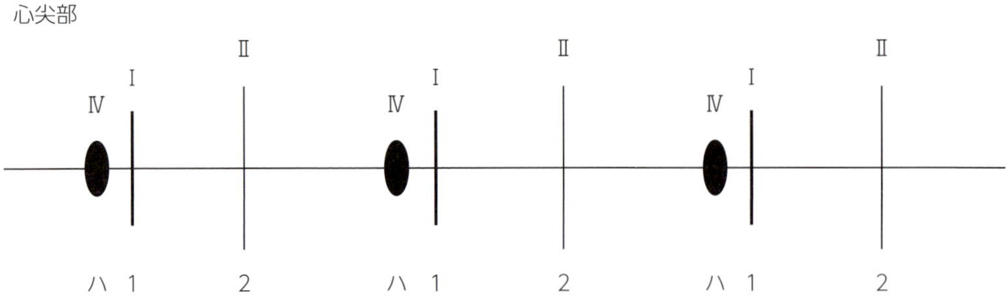

図3　IV音のイメージ
文献1より引用.

　心房細動や心房粗動では正常な心房収縮が起こらないため聴取することはありません．
　原因として，**高血圧・心筋梗塞・心筋症**などがあげられます．
　IV音は，I音の直前に聞こえます．これもよく，「おとっさん」と表現されますが，III音同様「ハ1（ワン），2（トゥ），ハ1（ワン），2（トゥ）」の方がわかりやすいかもしれません[1]（図3）．

2　心臓は「聴いて」「診て」「触って」評価する

　主に本書を読まれる初期研修医の先生方にとって特に必要となるのは，ERなどにおける急性期疾患の対応だと思います．けれども，ERは騒がしく心音を聴取するには厳しい環境で，正直なところ聞こえないことがほとんどだと思います．一朝一夕には聞こえるようにはなりません．まずは病棟など静かな環境で心不全の患者さんをくり返し聴診し，心音が聞こえる感覚をつかんでERなどで実践していけるようになるのが近道かもしれません．
　皆さんにお勧めしたいのが，心音だけでなく「聴いて」「診て」「触って」心臓の評価をすることです．**聴くのは肺雑音，診るのは頸静脈圧，触るのは脈と心尖拍動**です．
　頸静脈の怒張や肺雑音は診ているかもしれませんが，ぜひ心尖拍動や脈も触れて確認してください．通常心尖拍動は心臓が収縮する際に触れますがIII音・IV音を触知することがありますし，脈についても交互脈（大脈と小脈が交互に表れる脈）がある患者さんではほぼ全例で奔馬調音を認めます．

3　おわりに

　心音の聴取はわかりづらい部分であり，わからないまま通り過ぎていってしまうかもしれません．しかし根気よく向き合っていると，心臓はいろいろなことを教えてくれます．そしてそのスキルは，内科に限らずどの科に行ってもきっと役立ちます．めげずに立ち向かってみてください！

■ 文献・参考文献

1)「循環器診察力腕試し 達人の極意，マスター！」(室生 卓/著)，金芳堂，2012
　↑クイズ形式でたいへん読みやすく，図表も加えられていて見やすいです．
2)「Dr.ウィリスベッドサイド診断 病歴と身体診察でここまでわかる！」(Willis GC/著，松村理司/監訳)，医学書院，2008
　↑名著です，ぜひ購入をお勧めします．
3)「CDによる聴診トレーニング 心音編 改訂第2版」(沢山俊民/著)，南江堂，1994
　↑いろいろな疾患の聴診が聴けます，くり返し聴いてみましょう．

第2章 私が答えます！バイタルサイン・身体診察の「どうすればいいの!?」

❸ 循環器の診察

3 心雑音が聞こえたら，何をどこまで考えるべきですか？

芥子文香

Answer

- 心雑音が聞こえたら，最強点・時相・音量・伝達方向・過剰心音の有無に注意してみましょう
- 心雑音の性状を適切に評価し，血流をイメージしましょう
- 病態を想像し，適宜心エコーでのfeedbackを行い感覚を磨くことで，心疾患のスクリーニングや病勢評価の武器として十分有用なものになります

0 はじめに

一般身体診察に含まれる心雑音の聴診ですが，下記の症例のように，特に構えずに聴診したときに心雑音が聞こえると，あわててしまいませんか？

> **症例**　76歳の女性が，右変形性膝関節症に対する人工関節置換術目的で入院しました．研修医Aさんが担当医に割り当てられたため，入院時の一般身体診察を行ったところ，収縮期雑音を聴取することに気づきました．

1 心雑音とは…

各心音（短い音）の間に介在する比較的持続時間の長い音[1]とされています．
心雑音が聞こえたときは，焦らずに表1の点に注意して聞いてみましょう．

表1　心雑音が聞こえたときに注意すべき項目

1	最強点	最もよく聞こえる部位
2	時相	収縮期，拡張期，連続性
3	音量	Levine分類
4	伝達方向	雑音が伝わる方向
5	過剰心音の有無	Ⅲ音，Ⅳ音，僧帽弁開放音，収縮中期クリック音，駆出音など

1) 最強点

　一般的に，**左心系**の心雑音は**胸壁上の広範囲**に拡がりますが，**右心系**の場合，右室が胸骨のすぐ裏にあるので，**障害部位の直上の胸壁（胸骨左縁）**に最強点が限局することが多いです．

　最強点を決めるときは，まず指先で胸壁に触れて振戦（thrill）があるところを探します．thrill を触れない場合は，聴診しながら心雑音が大きく聞こえそうなところを探すように，四方に動かします．最強点と疾患の関係を，図1に示します．

2) 時相

　心音と心雑音の関係として，Ⅰ音〜Ⅱ音の間に聴取できる**収縮期雑音**と，Ⅱ音〜Ⅰ音の間で聴取できる**拡張期雑音**，両方で聴取される**連続性雑音**があります．

　収縮期雑音は，心室から大血管へ流出する血流により発生する駆出性（ejection）と，心室から心房へ流入する血流により発生する逆流性（regurgitant）があります．

　また，拡張期雑音は，心房から心室へ流入する血流によるものと，大血管から心室へ逆流する血流によるものがあります．図2に，心雑音の時相と疾患の関係を示します．

Ⓐ 最強点の位置

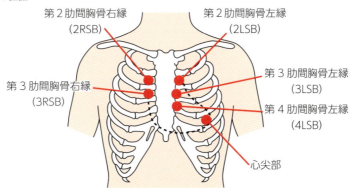

Ⓑ 位置と疾患の関係

位置	収縮期雑音	拡張期雑音	連続性雑音
心尖部	僧帽弁閉鎖不全症	僧帽弁狭窄	−
第4肋間胸骨左縁	閉塞性肥大型心筋症 三尖弁閉鎖不全症	Austin Flint 雑音 （大動脈弁閉鎖不全症） 三尖弁狭窄	冠動静脈瘻
第3肋間胸骨左縁	大動脈弁狭窄 心室中隔欠損 漏斗部狭窄	大動脈弁閉鎖不全症	
第2肋間胸骨左縁	心房中隔欠損 肺動脈狭窄	肺動脈弁閉鎖不全症（PR） Graham Steel 雑音 （肺高血圧による機能性PR）	動脈管開存
第3肋間胸骨右縁	−	大動脈弁閉鎖不全症	−
第2肋間胸骨右縁	大動脈弁狭窄	−	−

図1　最強点からみた疾患
黒字のものを覚えておくとよいでしょう．

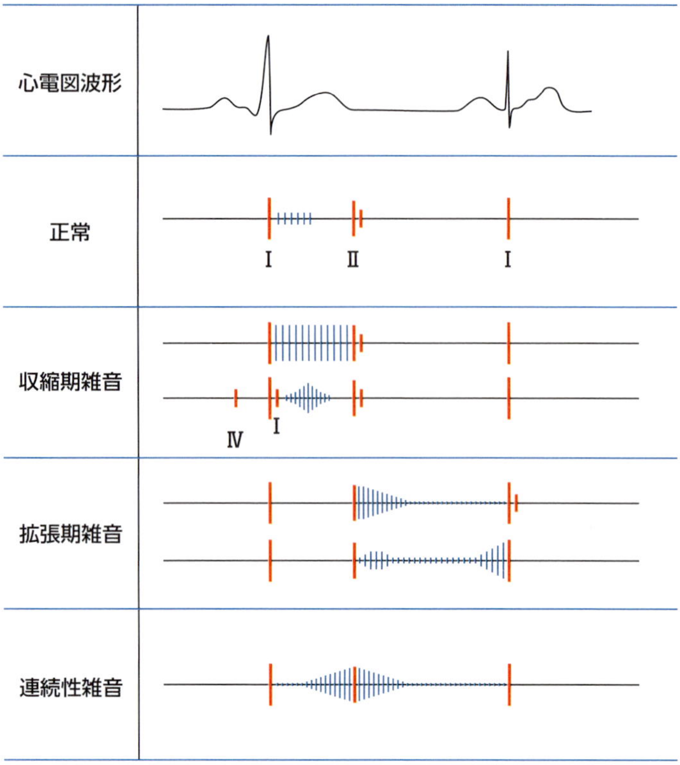

図2 時相からみた疾患

心電図波形			
正常	収縮中期機能性雑音	正常	
収縮期雑音	逆流性雑音	僧帽弁閉鎖不全症 三尖弁閉鎖不全症（吸気で増大） 心室中隔欠損	
	駆出性雑音	大動脈弁狭窄 肺動脈弁狭窄	
拡張期雑音	逆流性雑音	大動脈弁閉鎖不全症 肺動脈弁閉鎖不全症	
	心室充満雑音＋心房収縮雑音	僧帽弁狭窄 三尖弁狭窄	
連続性雑音	心外の高圧系／低圧系の短絡	動脈管開存 大動脈中隔欠損 動静脈瘻 Valsalva洞動脈瘤破裂	

┃：心音，┃：心雑音，灰色の字は頻度が低いもの．

表2 Levine分類

Ⅰ度	数心拍分聴診してようやく聴取できる微弱な心雑音
Ⅱ度	Ⅰ度とⅢ度の間の弱い心雑音
Ⅲ度	聴診器を当ててすぐ聴取できる中等度の心雑音
Ⅳ度	強い心雑音だがⅤ度より弱いもの
Ⅴ度	聴診器で聴取できる最大の心音で，聴診器を胸壁から離すと聞こえなくなるもの
Ⅵ度	聴診器なしでも聞こえる強い雑音

3) 音量

心雑音の音量はLevineの分類に従い，表2のように分類されます．かなり主観的な表現ですが，音量を計測すると10 dB程度の違いがあるとされています．

心雑音の音量と，疾患の重症度が相関する場合も多く，毎日聴診してLevine分類を記載することが重要です．

4) 伝達方向

雑音の発生している部位が胸壁より遠いと，より広範囲で聴取され，胸壁により近い右心系の雑音は狭い範囲で聴取されます．また，音量が大きいほど広範囲で聴取されます．**心雑音は血流の向かう方向に伝達されやすい**とされています．例として，大動脈弁狭窄の

場合は，重症度に伴い頸部へ放散するなどが知られています．

5) 過剰心音の有無

心雑音を聴取する場合，**過剰心音の有無が診断に重要**になります．過剰心音には，Ⅲ音，Ⅳ音，僧帽弁開放音，収縮中期クリック音，駆出音などがあります．これらの音は意識しなくとも聞こえてくる音ではなく，目的意識をもって聴かないと捕らえることができません．

❶ Ⅲ音

心室壁のコンプライアンス（拡張性）が低下し，急速流入する血流が心室壁にぶつかることで生じます．血流量が多く，心室に急速に血流が流入するような状態で聴取されます．
- 心雑音＋Ⅲ音：僧帽弁閉鎖不全症，大動脈弁閉鎖不全症，心室中隔欠損，心房中隔欠損，動脈管開存など

❷ Ⅳ音

拡張期圧の高い心室に血液を送るために，心房が強く収縮するときに聴取される，心室の振動音です．心エコーで確認できる心房の収縮（atrial kick）を表します．心室の圧負荷がかかる状態のときに聴取されます．
- 心雑音＋Ⅳ音：大動脈弁狭窄，閉塞性肥大型心筋症など

❸ その他の過剰心音
- 僧帽弁開放音（opening snap）：僧帽弁狭窄で聴取される，拡張期ランブル（遠雷様雑音）に先行する音
- 収縮中期クリック音：僧帽弁逸脱で聴取される，僧帽弁の逸脱音
- 駆出音：大動脈弁や肺動脈弁の開放による音．大動脈弁狭窄や肺動脈弁狭窄で聴取される

2 心雑音を意識してとりに行くのはどのような患者か

やみくもに聴診器を当てても聞こえにくい雑音もありますし，意識しないとせっかくの所見を見落としてしまいます．以下に，心雑音が診断や病態把握のカギになる症状を記載します．

1) 失神

失神（一過性意識障害）の原因としてはさまざまなものがありますが，心雑音で診断できるケースもあります．

大動脈弁狭窄や閉塞性肥大型心筋症による心拍出量の低下による失神は，救急外来でのスクリーニングの心エコーで見逃されやすく，心雑音を先に評価しておく必要があります．また，肺塞栓症による肺高血圧症で三尖弁逆流を認め，収縮期雑音とⅡp音亢進を聴取することがあります．

2) 発熱

感染性心内膜炎の場合，新規の弁膜症の出現が重要になります（後述）．

3) 胸痛

急性大動脈解離で大動脈弁閉鎖不全を伴う場合や，急性心筋梗塞で心室中隔穿孔を伴う場合があります．心筋梗塞の乳頭筋断裂による急性僧帽弁逆流は，心雑音を聴取しにくいので心エコーでの評価が必要です．

4) 心不全

心不全の原疾患として弁膜症が関与している場合や，心不全の病勢把握として，僧帽弁逆流や三尖弁逆流の経時的変化が重要になる場合があります．過剰心音や頸静脈怒張などの右心負荷所見などともあわせて評価しましょう．

3 絶対に毎日心雑音を確認しに行く必要があるケース

入院患者さんに毎日聴診器をあてていても，数日たつと「この人は心雑音が聞こえない人だ」と判断してしまい，聴診が疎かになることがあります．

下記の疾患の場合，新規の雑音の出現が診断や治療に大きく影響するため，注意深く毎日聴取して記載する必要があります．

1) 感染性心内膜炎

感染性心内膜炎を疑っている患者さんの場合，弁膜症の発生により，新規の心雑音がいつ出現してもおかしくない状況です．毎日全身の塞栓症状の観察にあわせて，注意深く心雑音を確認しましょう．収縮期雑音（僧帽弁閉鎖不全症や三尖弁逆流症），拡張期雑音（大動脈弁閉鎖不全症など）などを聴取することがあります．

2) 急性心筋梗塞後

急性心筋梗塞後，1週間程度は心室中隔穿孔を発症する危険性があります．来院時に合併していた場合は外科手術が必要であり，治療方針に大きく影響します．また，再灌流の有無にかかわらず発症するので，カテーテル治療後，リハビリが進んできて退院間近となった頃に，頻脈が出現したり心不全が悪化したりして気づかれる場合があります．スクリーニングの心エコーでは注意深く確認しないと見落とす可能性もあり，毎日心雑音を確認することで早期に発症に気づくことが可能です．

4 おわりに

心雑音が聴取される場合に，前述した内容から疾患をイメージするのはとても重要です．ですが，心雑音や身体所見だけでは疾患の特定，重症度評価に限界があります．また，心雑音が発生する状況を視覚的に確認できると，その後の心雑音評価の幅が広がります．心雑音を聞いた場合は積極的に自分で心エコーを当ててみるようにしましょう．

一方，心雑音は身体所見の基本的な項目なので，特に何も疑っていない状態でも確認可能ですし，入院患者さんなら毎日何回でも聞きにいくことができます．このフットワークの軽さを最大限に利用し，心疾患のスクリーニングや，入院後の治療効果確認，病勢の悪化や合併症出現の有無の確認に活かしていきましょう．

■ 引用文献

1）Soffer S, et al：Glossary of Cardiologic Terms Related to Physical Diagnosis and History. JAMA, 200：1041-1042, 1967

■ 参考文献・もっと学びたい人のために

1）「心エコーハンドブック 別巻 心臓聴診エッセンシャルズ」（竹中 克，戸出浩之/編，坂本二哉，他/著），金芳堂，2012
　↑聴診所見について，文献とともにかなり細かい内容が記載されています．
2）「心エコーハンドブック 心臓弁膜症」（竹中 克，戸出浩之/編），金芳堂，2012
　↑各種弁膜症について，病態生理，身体所見，エコー所見などが見やすく記載されており，心雑音の成り立ちがイメージしやすいです．
3）「身体所見からの臨床診断—疾患を絞り込む・見抜く！」（宮城征四郎，徳田安春/編），羊土社，2009
　↑心雑音と疾患が，表にまとまっていてわかりやすいです．

第2章 私が答えます！バイタルサイン・身体診察の「どうすればいいの!?」

4 消化器の診察

1 腹膜刺激症状があれば緊急手術ですか？

叢 岳, 郡 隆之

Answer

- 腹膜刺激症状はお腹の中が赤く腫れているということ
- 炎症のあるお腹は揺らすだけでも痛い
- 手術は炎症や感染が広がってきたら必要となる
- 上達のために，答え合わせの手段を用意しよう

0 はじめに

　腹膜刺激症状というのは，腹膜の炎症などにより現れる症状です．喉の炎症は赤くなっているのが見てわかりますが，お腹の中（腹腔内）はお腹の表面を見てもわからないので，腹腔内を覆っている腹膜の所見で炎症があるかどうかをみるわけです．

　腹膜はお腹の前後左右上下を覆っています．まずこの各面が何に接しているのかを覚えましょう（図1）．

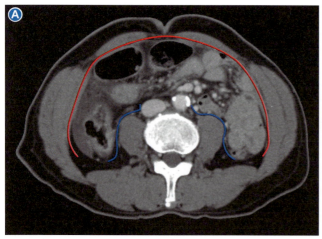
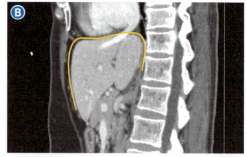
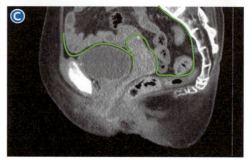

図1　腹膜の位置（CT像）
Ⓐ横断面，Ⓑ矢状面の上腹部，Ⓒ矢状面の下腹部
腹膜：腹腔の前面～側面（━：腹壁・腹筋），後面（━：腸腰筋），上面（━：横隔膜），下面（━：骨盤腔・直腸）
腹膜が囲っている空間が腹腔で，このなかに炎症が起きると腹膜刺激症状が起きる．炎症が限局している場合，直接，もしくは隣接組織を動かした間接刺激を加えて，その部位の腹膜に痛みの反応がないかをみていく．

腹膜刺激症状をみるときの考え方

喉や膝が腫れているときに刺激されると痛いですよね．お腹も同じで，腫れているところを刺激されると痛いです．この痛みの所見が腹膜刺激症状なので，「**刺激されて痛い**」を再現することが腹膜刺激症状の診察です．

1 実際の診察

まず大前提として，なるべく患者さんに辛い思いをさせないことが重要です．痛みをなくしてほしいから病院に来たのに，何度も痛い思いをさせるのはよくないです．それこそ腫れものに触るように，大事に扱うことを心がけてください．触る前には図2を見て，痛そうな腹膜の腫れをイメージしてください．

ではお腹を触ってみましょう．自分が刺激しているのは腹腔のどの面なのか，意識しながら触ってください．図2のように実際に充血している腹膜や腸管を見ることができればとても楽ですね．しかし，「腫れている」状態は見えないので，腫れているところを押して痛がる所見をみて，このように腫れているのかな，と想像してください．

1） tapping pain と反跳痛〔腹壁の診察：腹腔前面～側面（図3A）〕

腹壁の炎症をみるときは，あまり深く刺激を加えなくていいので，はじめは軽く打診（tapping）してみましょう．炎症で腫れている腹膜は振動するだけで痛いので（tapping pain），患者さんの顔を見ながら痛みが響くかを確認しましょう．

有名な，押して離したときに痛い反跳痛（rebound tenderness）も同じように腹壁の炎症をみているのですが，丁寧に打診したときと比べ得られる情報に大差はありません．明らかにこちらの方が痛みが強くて辛いので，tapping painが陽性であれば無理に確認する必要はないと思います．

腹膜刺激症状をみるときの基本は，以上の方法で腹膜を丁寧に，まんべんなく刺激してい

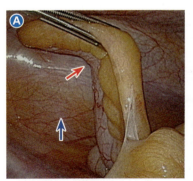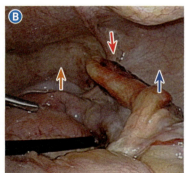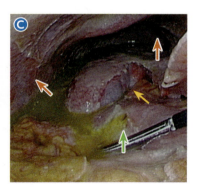

図2 腫れた腹膜のイメージ
Ⓐ 通常の腹膜＋浮腫性虫垂炎．臍からみた虫垂（➡）と腹膜（➡）．
Ⓑ 限局性腹膜炎＋壊死性虫垂炎．Ⓐと同じ構図．虫垂（➡）は赤く腫れ上がっている．尾側の腹膜（➡）は外側の腹膜（➡）と比較して斑状に充血している．同部位には腹水もあり，限局性に腹膜炎が起きている．
Ⓒ 汎発性腹膜炎＋胃潰瘍穿孔．臍から右上腹部を見上げている構図．胃の瘻孔（➡）から内容物が流出している．胃酸は胆嚢と肝臓（➡）を越えて腹腔内の最も頭側にある横隔膜下にまで達し，腹膜はまんべんなく充血している（➡）．汎発性腹膜炎の状態．

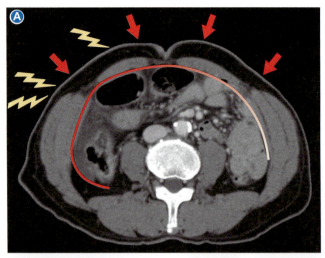
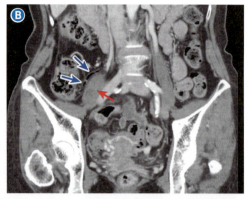
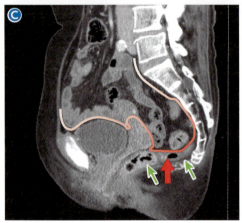
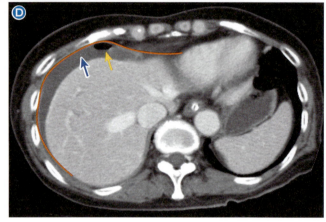

図3 腹膜の診察のイメージ
Ⓐ 打診（➡）していくと，腹膜の炎症のある部位（━）へ振動が伝わり，痛む．
Ⓑ 虫垂（➡）は腸腰筋（➡）に乗っているような位置にあることもある．
Ⓒ 直腸（➡）から入っていくと，骨盤底にある腹膜を刺激できる（➡）．
Ⓓ 横隔膜（━）下にフリーエア（➡）と腹水（➡，図2Cも参照）．横隔膜直下にある腹膜も腹膜刺激症状を起こす．

くことです．ですが，限局性腹膜炎の場合，どうしてもお腹の表面からは確認しにくい場所に炎症が起きている場合があります．そんなときは腹膜のそれぞれ別の面で刺激による疼痛があるかをみてみましょう．

2) psoas sign〔腰部の診察：腹腔後面（図3B）〕

腸腰筋は腰から腸骨にかけてある，脚を屈曲させる筋肉です．腹腔の背側にあるので腹腔内の炎症が近くにあると炎症が波及し，動かすと痛くなります．この徴候を psoas sign といいます．痛みのため，脚を曲げて横になっていたり，片脚を引きずるように入室してきたり，車椅子に乗っていたりする場合があります．

3) 指診〔骨盤腔の診察：腹腔下面（図3C）〕

指が届くぎりぎりの範囲には骨盤の底があるため，膿が溜まりやすいお腹の一番下の部分

を触って確認します．骨盤腹膜周囲は自分で動かせる筋肉が少なく間接的な所見がとりにくいので，直腸診でじかに腹膜を刺激しましょう．

4) 胸式呼吸と腹式呼吸〔横隔膜の診察：腹腔上面 (図3D)〕

高齢者では痛がっているような，いないような，という微妙な人たちがいます．こんなときは，お腹を押すよりも自分で深呼吸させてください．

腹膜炎があると，腹壁を動かすのが辛いです．また，横隔膜も腹膜の上面を覆う筋肉ですので，炎症があると動かすのは辛くなり，浅い胸式呼吸になります．逆に目一杯お腹が上下する腹式呼吸をしてくれる人は，少なくとも横隔膜周囲や腹壁前面には何も異常はなさそうだと判断できます．触るときは患者さんのお腹と胸に自分の手をあてて，胸式呼吸か腹式呼吸，どちらを優位に使っているかをみてみましょう．

5) heel drop と over speed bump（お腹全体）

かかとを落とした振動でみる所見と，移動時の振動をみる所見です．どちらも身体に加わる振動が腫れた腹膜に響いて痛みが出るかをみます．腫れているところにガタンときたら痛そうですよね．これだけで感度が触診並みに高い所見です．

1），2），4），5）の腹膜刺激症状は，病院に来るまでや診察室に入ってくるまでにみられたり，問診票で看護師さんがすでに確認してくれたりしていることもあります．病院に来るまでの車の振動が毎回辛かったといった話や，ストレッチャーの振動に毎回顔をしかめるようなことがないかを確認してみましょう．

腹部の診察手順は問診，視診，聴診，打診，触診と進みますが，前述のように腹膜刺激症状を疑わせる所見は各所にあります．手順のどの段階であろうと，われわれがお腹を触らずとも，お腹への刺激は結構あります．腹膜刺激症状をみる方法はお腹を触るだけではありません．触る前にすでに疑わしく思えたら，そこからむやみに患者さんを痛がらせるような診察をしなくてもすみます．くり返しますが，患者さんを苦しませてはいけません．

2 お腹が硬いです！ 筋性防御の診かた

腹膜炎の痛み以外の所見，いわゆる筋性防御は，炎症がある腹膜の支配部位に対応した体性神経の反射性筋収縮といわれています．腱反射みたいなものですね．筋性防御は有名な腹膜刺激症状の1つですが，刺激の強さや反射が人によってまちまちなように，疾患や年齢などで収縮度合い（＝硬さ）に差があります．

筋性防御をみるコツは，筋肉が収縮していることを意識することでしょうか．炎症があり，筋性防御が起きているようなところは押せば硬いですし，押さなくとも動きが鈍くなります．前述の腸腰筋や横隔膜のように，筋肉が持続的に収縮していると自然と脚を曲げて呼吸が浅くなります．また，腹筋に力を入れながらの深呼吸が大変なように，筋性防御がある部位のお腹は呼吸などの生理的な動きが最小限になり，ほかの部位と動きがずれるように見えることもあります．筋性防御にも，手を当てる前にとれる所見があります．硬さの判断は触り慣

れているかによることが大きいので，補助となる所見を集めて練習しましょう．

3 腹膜刺激症状と手術の判断

　腹膜に炎症があった場合，すべてに緊急手術が必要というわけではありません．手術は，どんなものであれ基本的に炎症・感染源を排除することで治療しようとする方法で，大雑把にいえば排膿です．**緊急手術が必要なのは，腹腔内の炎症や感染がどんどん拡大している，もしくは拡大が予想されるときです．**

　例えば虫垂炎の場合，まずは腹膜刺激症状がある，とわかるようになることが第一歩です．そのうえで，当初は限局していた腹膜炎が広がってくるようであれば保存加療は期待できないので，全身に広がる前に排膿する，という判断をします．

4 答え合わせをしよう

　書面でお伝えできるのは触るまでの理屈なので，それを踏まえていろいろな患者さんのお腹を触ってください．そして，その触った感触やそのときの反応が本当に腹膜炎の所見だったのか，確認しないといけませんね．本文中にもCTや手術中の写真を使用しましたが，これらを利用できるようになりましょう．

　外科の手術前には，現在多くの場合CTが撮影されます．CTで腸間膜（脂肪）の造影が強かったり（充血），小腸が拡張していたり（炎症による腸管麻痺），腹水が出現していると，そこに腹膜炎の存在を疑います．外科医は疾患の診断と一緒に，どこまで膿が広がり，炎症があるかを確認しています．そのような所見がみられたとき，自分は腹膜刺激症状があると判断できていたのか見直してみましょう．

　そして，手術は唯一直接腹膜の様子をみることのできる場面です．お腹の中をみることができないため難しい腹部の診察ですが，実際に赤く充血した部分がみられれば腹膜炎があったということであり，そこを刺激したときの反応が腹膜刺激症状です．カルテを確認して手術記事や手術中の写真があったら，自分の触ったところと比べてみましょう．

　痛みの診察は特にあいまいで，はっきりしません．実際に答えを確認できるようなツールを利用して，自分の手を養いましょう．

■ 参考文献

1）「急性腹症の早期診断 第2版」（William Silen/原著，小関一英/監訳），メディカル・サイエンス・インターナショナル，2012
　↑腹部診察の教科書の古典，かつバイブル．新版が出ても病歴，身体所見を中心にしたアプローチはぶれずに，診察による診断の絞り込みを学べる．「こんなこともあるんだ，珍しい」と思っていた症状が，この本を読むとなんと典型的な症状の1つだったなんてざらにあるくらい，あらゆる腹部疾患を網羅している．ぜひ一読を．

2）堀川義文：急性腹症のCT演習問題
　http://bvdeur67.secure.ne.jp
　↑急性腹症のCT画像をこれでもかと閲覧できるWebサイト．全画像が載っていて，本で見る1枚絵ではなく，実臨床で見る連続した画像を用いているので臓器の位置関係もわかる．解説付きで，CTで推察される病態変化（腸間膜のうっ血，腸の浮腫，壊死など）も取り上げているので，診断名だけでなく，その病勢の判断もできると，さらに診察の質が上がる．

第2章 私が答えます！バイタルサイン・身体診察の「どうすればいいの!?」

4 消化器の診察

2 腹部の診察で打診を武器にしたいのですが？

井場大樹, 堀谷亮介

Answer

- 急性腹症で来院した救急患者には tapping pain を確認しよう
- 肝脾腫や腹水は打診でわかるときもある

0 はじめに

テレビを叩かなくなったデジタルな現代において, あえて「打診」について特集します. 臨床では打診の指導を受けることは少ないかも知れません. また, 教科書で知っていても実際の患者さんにはどのように行えばいいかわからない手技の1つであり, 施行者によりばらつきが多いのも事実です. 今回は特に重要と思われる手技を説明します. この稿を読み終える頃には, 打診をしたくてしたくて体がうずうずしていることでしょう. さあ一緒に「打診」の扉を叩きましょう.

1 腹痛には tapping pain

特に既往のない20歳男性が昨日から増悪傾向にある右下腹部痛を自覚しERを受診した. バイタルは安定しているが, 痛みで苦悶様の表情を呈している. 末梢冷感があり, 額に冷汗もかいている. 腹部は平坦であり, 聴診では腸蠕動音が弱い. この患者のマネジメントを決めるために次に行う身体診察は何か？

急性腹症で来院した救急患者には tapping pain を確認しよう.

重症感のある腹痛患者を見たら, 最初に確認してほしい所見が **tapping pain**（陽性尤度比 2.4）です[1]. tapping pain の確認は図1のように行いますが, 軽く, 手首のスナップを利かせて, 痛くない部位から痛みの強い部位に近づけていくことがポイントです. Tapping pain があれば腹膜刺激症状の可能性があり, つまり外科的治療を要する腹症を示唆するので造影

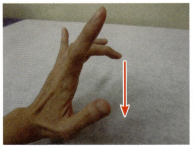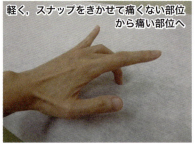

図1　tapping painをみる際のポイント

表1　打診で発生する音の分類

分類	聴取できる部位・所見（音のイメージ）
濁音	肝臓，脾臓などの実質臓器（自分の太ももを叩いてみよう）
共鳴音	肺（自分の胸を叩いてみよう）
鼓音	腸管ガス（自分のほっぺたを膨らませて叩いてみよう）

CTの閾値を下げます．ほかに腹膜炎を示唆する所見として反跳痛（rebound tenderness）が有名ですが，打診の方が非侵襲的で，局在部位をより正確かつ簡単に診断できるためこちらは推奨されません[2]．

この症例は打診によりtapping painを認め，外科的治療を要する疾患を考え造影CTを行いました．その結果，虫垂炎とそれに伴う消化管穿孔を認め，緊急手術となりました．

2　打診で発生する音の種類とそこからわかること

症例2　アルコール多飲歴のある70歳男性が黄疸，腹部膨満で外来を受診した．この患者に肝脾腫，腹水の評価を行いたい．どのような身体診察が有用だろうか？

> **Point**
>
> 肝脾腫や腹水は打診でわかるときもある．

打診で発生する音にはいくつか分類がありますが，大きく分けて3種類あると言われています（表1）．

1）肝脾臓の検出

肝臓の打診は右鎖骨中線を頭側から尾側へ叩打し，共鳴音（肺）→濁音（肝）→鼓音（腸

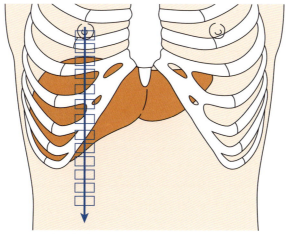

図2　肝臓の打診
□で示すように等間隔で打診する．

管）と音が変化することで大きさを評価します（図2）．正常は6〜12 cmとされますが，医師の手技によっても幅があります．

また脾腫の検出には臥位で行うCastell法やTraube領域の打診があります．Castell法は，左前腋窩線の最下肋間（Castell点）で呼気・深吸気で打診を行い，正常ならば常に共鳴音です．しかし，打診音が濁音，または深吸気で濁音になれば脾腫の存在を示唆します．Traube領域は第6肋骨，中腋窩線，左肋骨弓で囲まれた三角形で，1つ以上の肋間で内側から外側に打診したときに濁音となれば脾腫を示唆します（図3）．しかし，食事・胃内のガスの影響や腹水を認める場合などで偽陽性・偽陰性になりやすく，陽性尤度比も報告によりばらつきがあり（表2)[3]，1つの手技のみではなくいくつかの方法で確認したほうがよいでしょう．

2）腹水の検出

腹水はshifting dullnessが有用とされていますが，仰臥位で鼓音から濁音になる境界と側臥位（左右どちらでもよい）で鼓音から濁音になる境界が移動することで判断します（図4）．

どの手技も検者によるばらつきがあり，確定的な所見を得ることは難しいとされています．肝萎縮，脾臓の低形成，少量の腹水の評価はエコーやCTでなければ難しいことから，肝・脾臓，腹水の診断のための評価はエコーが推奨されます．しかし入院下で腹水コントロールを行う際には毎回エコーを行うのは大変ですので，毎日の体重を気にするように，上記の診察法で経過をフォローすることには有用です．

3 おわりに

診察を成功させる鍵は丁寧な声かけや，手を温めるなどの些細な気遣いであることは言うまでもありません．この気遣いを患者さんはよく見ています．打診の感度や特異度はばらつきがあり，あまりこの診察に意義がないのではと思ってしまうかもしれませんが，一度習得

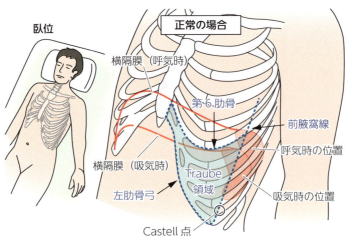
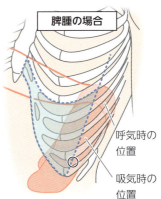

Castell法を用いる場合，診察者はCastell点の位置を呼気時と深吸気時の双方で打診する．

陽性基準：打診音が濁音，または深吸気で濁音になる．

Traube領域を用いる場合，患者に普通の呼吸をさせながら，診察者は1つ以上の肋間で内側縁から外側縁へかけて打診する．

陽性基準：打診音が濁音．

図3　脾腫を検出するためのTrabe領域とCastell点の打診
Traube領域（Traube三角とも）の上端は第6肋骨，側端は中腋窩線，下端は左肋骨弓で定められる．
Castell点は左前腋窩線と最下肋間の交点に位置する．
文献3より引用．

表2　Traube領域の打診とCastell法の尤度比のばらつき

打診法	陽性尤度比（95％CI）	陰性尤度比（95％CI）	診断オッズ比（95％CI）
Traube領域の打診	2.3（1.8-2.9）	0.48（0.39-0.60）	4.8（3.2-7.3）
Castell法	1.2（0.98-1.6）	0.45（0.19-1.1）	2.8（0.92-8.3）

文献3を参考に作成．

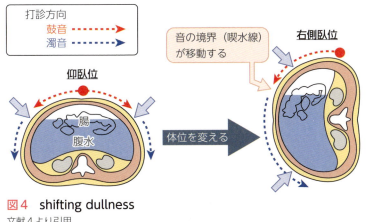

図4　shifting dullness
文献4より引用.

するとエコーなどする前に検査前確率を上げることができ，自分のスキルアップにもつながります．この稿を通して一人でも打診に興味をもって患者さんに手をあてていただけるレジデントが増えることを願っています．

■ 引用文献

1）「マクギーの身体診断学 改訂第2版」（Mcgee S/著，柴田寿彦，他/訳），診断と治療社，2014
2）「急性腹症の早期診断 第2版」（Silen W/著，小関一英/監訳），メディカル・サイエンス・インターナショナル，2012
3）「JAMA版 論理的診察の技術」（Simel DL/著，Rennie D/編，竹本 毅/訳），日経BP社，2010
4）「診察と手技がみえる vol.1 第2版」（古谷伸之/編），p149，メディックメディア，2007

第2章 私が答えます！バイタルサイン・身体診察の「どうすればいいの!?」

4 消化器の診察

3 苦手な直腸診，配慮のしかたと診察のポイントを教えてください

中野航一郎

Answer
- 説明が丁寧すぎても患者さんに嫌がられることがある
- 環境整備を徹底する
- 直腸診は視診からはじまっている

0 はじめに

　直腸診はおそらく内診の次に侵襲的な身体診察と言えます．しかし直腸診から得られる情報は多く（**表**），鑑別を行ううえで欠かせない行為です．その侵襲性から遠のきがちな手技ですが必要性を理解し，かつ，それを患者さんに理解していただき躊躇なく施行できるようになることが重要です．

1 診察の方法

1) 体位

　直腸診について成書を読むと，立位で脚を広げて前屈させて行うと書かれています[1]．想像するに難くないですがこの体位はかなり羞恥心を伴い，筆者はこの方法で直腸診をするのを一度も見たことがありません．一般的には**Sims体位という腰椎穿刺を行うときと同じ姿勢がもっとも現実的**と考えられます．側臥位がとれない患者さんの場合は，仰臥位で膝を立てて脚を開いてもらって直腸診することもあります．どのような体位であれ，事前に説明して理解を得ることが大切です．

表　直腸診でわかる疾患
- 便秘症
- 裂孔/瘻孔
- 皮膚病変
- 痔核
- ポリープ
- 膀胱直腸障害
- 前立腺炎
- 肛門周囲膿瘍
- 消化管出血

Sims体位

　Sims体位とは昏睡体位と呼ばれ昏睡患者の気道閉塞予防目的にとる側臥位のことですが，変法として側臥位で両ひざを抱え込むように背を丸める体位もあります．今回示すSims体位とは後者を指します．患者さんへの説明としては，「横向きに寝て体育座りの格好をしてください」などわかりやすい表現にすると伝わります．

2) 説明

　肛門に指を入れるという行為はほとんどの患者が経験したことのないことであり，適切な説明が必要になります．ここで**重要なのは目的を伝えること**です．「痔核があるかもしれないから」「血が出ているかもしれないから」など，なぜ直腸診を行わなければならないかを説明することで必要な行為だと理解していただきましょう．

　しかし，あまりに詳細に説明しすぎると拒否されることがあります．筆者が初期研修医のときに同期が「○○さん，消化管出血の可能性があるので，これから指にゼリーをつけてお尻の穴に指をいれて血がついたり痔核がないか触って診察します」と**しっかり丁寧**に説明したところ，拒否されるのを目撃したことがあります．あんまりイメージさせてしまうのはよくないようです．これを教訓に，筆者は「○○の可能性があるので横になっていただいて，お尻の中の診察をします」という程度の説明にしています．これで問題になったことは今のところありません．

　直腸診の説明は丁寧すぎないように．

3) 環境整備

　しかし環境整備はしっかり行う必要があります．患者さんは恥を忍んで人前で自分の会陰部を露出するのですから，こちらも最大の配慮を配る義務があります（図）．例えば，手技を行う際は個室で，かつカーテンや扉を閉めて**周囲から見えないようにする**，**下腹部や骨盤部前面はタオル**などで**覆う**などの配慮をしましょう．直腸診を行わない方の**手は患者さんの腰や背中にあてる**と安心感を与えることができるかもしれません（まさに手あての医療とも言えますね）．手技自体はできるだけ手早く行うことも大切です．

　なお，患者さんが女性の場合，筆者はできる限り近くにいる女医に直腸診を代わってもらっています．いない場合は，女性の看護師などほかの女性がいる状況で直腸診を行うことで，できるだけ安心してもらえるよう配慮しています．これはトラブルを防ぎ，自分を守るためにも重要です．

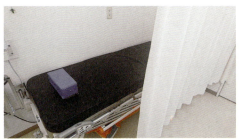
プライバシーを守る

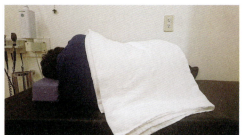
タオルなどで骨盤部を覆う

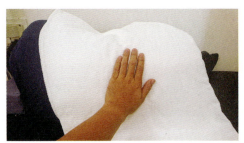
手あてを忘れない

図　直腸診のための環境整備

2　実際の診察方法

①Sims体位を患者さんにとっていただき背側に立ちます．
②挿入する手に手袋を装着し，潤滑剤を十分つけます．
③患者さんに声をかけゆっくり息を吐いてもらい，それに合わせて示指を挿入します．挿入の際に肛門括約筋が弛緩しているかどうかも確認します．

 コツ

> ゆっくり息を吐いてもらうことで肛門に余分な緊張がかかるのを避けることができます．

④指を進めるにつれて腫瘤などが触れないか注意します．熱感・圧痛にも注意が必要です．手技の最中も息を吐くことを何度か促すとよいでしょう．
⑤終わる前に必ず肛門括約筋を収縮させられるか確認します．
⑥触診後は「終わりましたよ」「お疲れ様でした」「ありがとうございました」などと声をかけ，肛門周囲に付着している潤滑剤などを拭きとります．
⑦服を直すのを手伝い，終了となります．

3 観察のポイント

1) 直腸診前

まず**直腸診をする前に肛門周囲の視診**を行います．発赤や排膿があれば肛門周囲膿瘍の可能性があります．痔核がでている場合もあります．

肛門周囲の触覚があるかどうかは脊髄損傷の完全麻痺，不完全麻痺の鑑別にも重要です．

2) 直腸診中

指挿入後は全周性に触れて腫瘤がないか探します．前立腺炎の場合，周囲と比べて前立腺の熱感や疼痛が著明なことがあります．前立腺炎の前立腺を無理に押すと菌血症を惹起するので**禁忌**であることを忘れてはいけません．直腸診の際に**肛門括約筋**が**弛緩**している場合は，膀胱直腸障害を示します．外部からの圧迫による急性発症の場合緊急手術の適応となる場合があるので見逃してはならない所見です．

3) 直腸診後

直腸診後は指に付着したものを必ず見てください．黒色便なら上部消化管出血，鮮血なら下部消化管出血の可能性があります．大量の上部消化管出血の場合でも直腸診で比較的赤い便を認めることがあるので留意しましょう．

Point

直腸診は指挿入前の視診からはじまっている！

4 直腸診を忘れてはいけないシチュエーション

直腸診は一般身体所見の一環であり極論をいうならば全例で施行すべきです．しかし当然ながら感冒症状で来院された若年者に直腸診を行うのはナンセンスです．主訴が黒色便で来院された患者さんに直腸診を行わない医者はいないと思いますが，主訴とは関連していないと思われる場合でも直腸診で診断に近づくケースがあるので，これは押さえておいていただきたいです．

1) 主訴：転倒，腰部打撲

救急外来にいると転倒などで腰部を打撲した高齢者をたくさん診ます．多くは打撲でそのまま入院せずに帰宅できますが，なかには腰椎圧迫骨折や破裂骨折を患う方もいます．骨の異常がある場合忘れていけないのは内部，つまり脊髄のことです．脊髄が損傷されると高率に膀胱直腸障害を合併します．しかし受傷直後ではドタバタしていたり，患者さんが緊張していたりとそれに気づかないことが多くなります．急性期ならば手術により圧迫解除することも可能であるため，脊椎外科へコンサルテーションを要します．しかし不可逆的な損傷を

患ってしまうと尿道カテーテル永久留置や膀胱瘻となってしまい，ADLを極端に下げることになります．救急外来で**腰部や殿部を打撲した方は必ず直腸診で肛門弛緩がないか確認**を忘れてはいけません．

2) 主訴：ふらつき，めまい，失神

上記主訴の方も救急外来で多く見かけます．多くは神経調節性失神や良性発作性頭位めまい症ですが，なかには貧血からくる症状だった，というオチの患者さんが必ずいます．そして貧血の原因として消化管出血は必ず鑑別しておきたい疾患です．外来にて採血で著明な貧血の患者さんに対し直腸診をしたところ，黒色便を認め緊急内視鏡になることはめずらしくありません．暗赤色便を認め，下部消化管内視鏡を施行して大腸がんを見つけられることもあります．

5 直腸診をしてはならないシチュエーション

基本的に直腸診を行ってはならない病態は存在しませんが，**発熱性好中球減少症など免疫力が著明に低下している状態**での直腸診は，肛門・直腸損傷からの菌血症を惹起する可能性があるので**禁忌**となります．全例で白血球数を見てから直腸診をする必要はありませんが，化学療法中の発熱患者など発熱性好中球減少症の可能性がある患者の場合，直腸診は待ったほうがいいでしょう．

> ⚠️ **Pitfall**
>
> 発熱性好中球減少症の場合の直腸診は禁忌．

6 おわりに

直腸診は思っているより多くの情報を得ることができる手技です．これ1つで診断に直結する場合や診断が変わることもあります．やる理由を探すのではなくやらない理由を探すつもりで，診療の一部に取り入れていただきたいと思います．

■ 引用文献

1)「サパイラ 身体診察のアートとサイエンス 原書第4版」(Orient JM/著，須藤 博，他/監訳)，医学書院，2013

5 神経の診察

1 意識のない患者さんの神経診察はどうしたらいいのですか？

松原知康, 土肥栄祐

Answer
- 病歴と一般診察に神経診察を組み合わせて診療の優先順位をつける
- 局所神経徴候もしくは症状の左右差がある場合は, 器質的な脳障害を考える

0 はじめに

症例
ある夜, 病棟看護師からの電話.
「入院中のAさんが, 呼びかけても刺激してもほとんど応答がありません. どうしましょう？」

　本稿では, この症例のような, 比較的重度の意識障害（Japan Coma Scale でいえば30〜300程度）の診察の方法について述べていきます.

1 意識障害をみたら
〜病歴と診察で鑑別診断の優先順位をつける

　意識障害の診療では, **AIUEOTIPS**という語呂合わせを用いて原因となる病態・疾患を想起します（表1）. この語呂合わせは網羅的なため, 全例で全項目（MRIや髄液検査を含む）の確認をするのは現実的ではありません. そこで, 検索の優先順位をつける必要があります.
　優先順位をつけるポイントは以下の2点です. 1つは,「**それらしい病歴・状況**」の確認です. 致死的疾患や治療が遅れると後遺症を残しうる疾患が鑑別診断に含まれる意識障害の診療において, 血液検査や画像検査に比べスピードに勝る病歴聴取は, きわめて有用かつ重要です.
　そしてもう1つのポイントは,「**脳障害の原因が器質性か, 代謝性か**」を推測することです[7,8]. ここで神経診察が力を発揮します. 神経診察から器質性の原因が疑われればCT・MRIなどの画像検査を優先し, 代謝性の原因が疑われれば, 血液検査なども駆使して総合的に判

表1 救急外来に搬入され次第，頭に浮かべるべき意識障害の原因となる病態（AIUEOTIPS）と特徴的な病歴・一般診察項目（1/2）

	語呂	主な原因	疑うきっかけとなる病歴・一般診察
A	Alcohol	急性アルコール中毒	飲酒の状況，アルコール臭
I	Insulin	高血糖	● 糖尿病の既往，服薬歴 ● 麻痺や不随意運動をきたすこともあり注意
		低血糖	
U	Uremia	尿毒症	腎機能障害の既往，尿量減少
E	Endocrine	甲状腺クリーゼ 甲状腺機能低下	甲状腺疾患の既往，甲状腺腫大（これがなくても除外できない）
		副腎不全	慢性副腎不全＋高度なストレス，皮膚色素沈着（手掌線や口腔粘膜も忘れずに確認する），ステロイドの使用歴
	Electrolyte	電解質異常 （低Na，高Na，高Ca，高Mg，低P，高NH_3血症）	● サイアザイドなどの利尿薬，カルバマゼピンなどの抗痙攣薬，ハロペリドールなどの抗精神病薬，アミトリプチリンなどの抗うつ薬の投与（低Na） ● 自分で飲水行動を起こせない高齢者や寝たきり患者（高Na） ● 悪性腫瘍，副甲状腺機能異常，高度腎機能障害患者にCa，ビタミンD製剤（高Ca） ● 腎機能障害患者や高齢者にMg製剤（高Mg） ● 慢性的な栄養不良状態の患者に急激なカロリー投与を行う（低P） ● 尿路感染症，バルプロ酸内服（高NH_3） ● 痙攣後のような一過性のNH_3の上昇の場合にはほかの原因を考える
	Encephalo-pathy	肝性脳症	高度肝機能障害がある患者の，感染症，便秘，下痢，タンパク過剰摂取，利尿薬の過剰投与，消化管出血
		Wernicke脳症	アルコール多飲（ご飯を食べずに酒ばかり飲んでいる），偏食，低栄養，胃・小腸手術後，持続性嘔吐（妊娠悪阻も含む），持続性下痢，悪性腫瘍，AIDS，腎不全，透析，長期の感染症罹患，利尿薬の長期使用
		高血圧脳症	コントロール不良の高血圧歴，妊婦
O	Oxygen	低酸素血症	呼吸数・SpO_2の確認，チアノーゼ
		一酸化炭素中毒	● 火災，屋内での燃焼器具の使用，同室者の症状も確認が必要 ● CO-Hb値が正常でも完全に除外できないことがある
		CO_2ナルコーシス	● COPDの既往，高流量酸素投与 ● 中枢神経と肺のいずれにも原因が見出せない場合は呼吸筋を侵す神経筋疾患を疑う
	Overdose	薬物中毒	発見時に周囲に薬の空箱があるというエピソード，鎮静薬・睡眠薬の処方歴．筋強剛を伴う場合はセロトニン症候群，悪性症候群を念頭におく（注）

（注は次ページ参照）

断する必要が出てきます．つまり，神経診察を行うことで診療の舵取り・方向づけを行うことができるのです．意識がない状態では行えない診察もありますが，それらは救急の現場で鑑別をしぼっていくうえでは必須というわけではありません．筆者らがまとめた，意識障害のある患者さんにも施行可能な神経診察の一覧を参照ください（表2）．

表1 救急外来に搬入され次第，頭に浮かべるべき意識障害の原因となる病態（AIUEO TIPS）と特徴的な病歴・一般診察項目（2/2）

	語呂	主な原因	疑うきっかけとなる病歴・一般診察
T	Trauma	頭部外傷	外傷のエピソード（体表面には明らかな傷がないこともある）
T	Temperature	高体温	• 環境曝露歴，深部体温の確認 • （室内でも生じる可能性があることに注意） • 体温≧40℃もしくは≦28℃のとき以外はほかの原因を優先的に考える[1]
T	Temperature	低体温	
I	Infection	感染症（髄膜脳炎など）	• 発熱（これだけで決めつけない） • 発熱＋血圧低下＋頻脈となっていることが多い • 細菌性髄膜炎だけでなく単純ヘルペス脳炎も忘れずに • 皮疹や刺し口の有無も確認する〔これらがあるときにはリケッチアや帯状疱疹の可能性も考慮する必要がある（これらがなくても否定はできない）〕
P	Pituitary	下垂体卒中	• 下垂体腫瘍の既往（未診断の場合も多い．過去の頭部画像があれば確認） • 眼球運動障害を伴うことがある
S	Stroke	脳出血	• 急激な発症（しばしば突然発症），血圧上昇＋徐脈となっていることが多い • 血圧上昇を伴わない脳梗塞は大動脈解離に注意
S	Stroke	脳梗塞	
S	SAH	くも膜下出血	• 動脈硬化性疾患の既往（脳出血・脳梗塞） • 動脈瘤の既往，家族歴（SAH）
S	Seizure	痙攣	• 急激な発症（しばしば突然発症） • 痙攣後にはもうろう状態が遷延することがある • 器質性の脳障害に続発することがある
S	Shock	ショック	血圧の確認（普段の血圧からの変化に注意）

赤字は器質性疾患，黒字は代謝性/非器質性疾患を指す（分類は文献2に基づく）
SAH：subarachnoid hemorrhage
この鑑別表は意識障害をきたす病態と原疾患の両者が混在している．「**病態をみたら原因を考える**」ことを忘れない．例えば，高Ca血症による意識障害に遭遇した場合，高Ca血症をきたしている原因まで追究する姿勢が必要である．
注：意識障害＋筋強剛を呈することがある病態

- セロトニン症候群）SSRI，SNRI，三環系，MAO阻害薬などの抗うつ薬，リネゾリドなどの抗菌薬，カルバマゼピン，バルプロ酸などの抗痙攣薬，5-HT3受容体拮抗薬やメトクロプラミドなどの制吐薬，トリプタン製剤などの片頭痛治療薬，オピオイドといったさまざまな血中セロトニン濃度を上昇させる薬剤が誘因となり，意識障害，自律神経症状（頻脈，異常発汗，高体温，血圧異常，**散瞳**，嘔吐・下痢），神経学的異常（振戦，**ミオクローヌス**，腱反射**亢進**，筋強剛，ocular flutterやopsoclonus＊といった自発眼球運動）をきたす．通常，誘因の**曝露から24時間以内**の急性の経過で発症する．

＊ ocular flutter：両眼が急速に水平方向へ振動するように動く異常自発眼球運動
opsoclonus：両眼が急速に多方向へ不規則に動く異常自発眼球運動．リズム，方向，振幅すべて不規則である（これらはセロトニン症候群だけでなく，傍腫瘍性神経症候群などさまざまな原因で生じうるとされている）

- 悪性症候群）パーキンソン病治療薬の突然の中断，抗精神病薬の導入などドパミン受容体の遮断作用が誘因となり，意識障害，自律神経異常（高体温，発汗），筋強剛，腱反射**低下**，**寡動**をきたす．誘因の**曝露から数時間～数日後**に生じる．（文献3～6より）

> **⚠ Pitfall**
>
> 突然発症の意識障害では，まず血管障害かてんかん発作を考えます（てんかん発作は疾患ではなく症候に過ぎないので，てんかん発作を見たら誘因は何かまで検索しましょう！）．
> ほかに，低血糖（特に無自覚性低血糖，インスリン産生腫瘍，インスリン自己免疫症候群のとき）やⅡ型シトルリン血症，門脈体循環シャントがある場合の肝性脳症などは，代謝性の脳障害でありながら突然発症の意識障害のようにみえることがあります．

表2 意識障害のある患者さんに行うことができる神経診察とその意義（1/2）

神経診察	意義	Pitfall
眼位	共同偏視がある場合，器質的な脳障害を考える ● 病側をにらむ側方共同偏視：テント上の障害 ● 健側をにらむ側方共同偏視：脳幹の障害 ● 下方への垂直共同偏視：視床・中脳の障害	てんかん発作の場合は，器質的脳障害による機能の喪失ではなく，神経細胞の興奮（機能の亢進）のため，「健側をにらむ側方共同偏視」となる
瞳孔径	● 両側の高度な縮瞳：橋の器質的な障害やオピオイド，コリン作動薬などによる中毒を示唆[9] ● 両側の高度な散瞳：中脳の器質的な障害や抗コリン薬，三環系抗うつ薬，アンフェタミンなどによる中毒を示唆[9]	―
瞳孔径左右差	0.5 mm以上の左右差がある場合，器質的な脳障害を示唆 左右差＞1.0 mmのときは器質的な脳障害を強く示唆する[10]	健常人であっても明環境下で8％，暗環境下で18％に0.4 mm以上の瞳孔不同がある[11] 白内障など眼科手術の後遺症として瞳孔不同が生じる例がある
対光反射	障害されている場合は器質的な脳障害を示唆	救急外来のような明るい環境では，対光反射が消失しているようにみえることがある →部屋を暗くして再診察
うっ血乳頭	頭蓋内圧亢進を示唆（まず器質的な障害を考える）	眼底鏡が必要
visual threat（図1）	4方向から行うと大まかに視野の範囲を確認できる	手の動きによって生じる風で角膜反射を誘発しないよう注意
角膜反射 睫毛反射	障害されている場合は脳幹の器質的な障害を示唆	患者さんがコンタクトレンズを装着している場合は角膜反射が十分に誘発されないことがある
頭位変換眼球反射（図2）	消失すると脳幹の器質的な障害を示唆	頸椎骨折や脱臼のリスクがある場合には禁忌 例外的にWernicke脳症でも消失することがある
催吐反射	消失すると下部脳幹の器質的な障害を示唆	―
肢位	● 除皮質硬直：広範な大脳障害を示唆 ● 除脳硬直：脳幹の障害を示唆 ● 片側下肢が軽度外転外旋位となっている場合，同側の麻痺を示唆	疼痛を誘因としてこれらの肢位が誘発されることがある（採血の刺激などでこのような肢位になった場合にけいれんが生じたと勘違いしないように注意）
四肢トーヌス	● 筋強剛（固縮）：錐体外路の障害を示唆 →意識障害の原因として悪性症候群が鑑別にあがる ● 痙性：上位運動ニューロン障害 ● 弛緩性麻痺：下位運動ニューロン障害	急性期の場合には上位運動ニューロン障害であっても弛緩性麻痺となることが多い 強直性けいれんの場合，筋トーヌスの亢進のみを呈し，一見，けいれんとわかりにくいことがある 首をひねる発作のてんかん発作がある．この場合は，顔の向いている方向の反対側に焦点がある（向反発作）

（次ページへ続く）

2 習う機会が少ない神経診察法

表2の神経診察のうち，OSCEなどで習う機会が少ないと思われる神経所見について簡単に説明します．

表2 意識障害のある患者さんに行うことができる神経診察とその意義（2/2）

神経診察	意義	Pitfall
上肢落下試験 膝立て試験 疼痛への顔面表情筋の動きや四肢の逃避	落下速度が速い側/反応する動きが小さい側の麻痺を示唆 （左右差がある場合に有意とする）	意識障害が高度な場合には差がない場合も多い 上肢落下試験で顔面を避けるように落下すると解離性障害など精神的な原因を示唆
腱反射	・亢進：上位運動ニューロン障害を示唆 ・低下：下位運動ニューロン障害を示唆	急性期の場合には上位運動ニューロン障害であっても正常〜低下のことがある 陳旧性脳血管障害や頸椎症の既往がある場合，新規に起こった異常かどうかの判断が必要
病的反射 （Babinski徴候，Chaddock反射など）	陽性かつ左右差がある場合，上位運動ニューロン障害を示唆	意識障害時にはしばしば両側で陽性となるため，両側で陽性の場合はそれだけでは判断できず，ほかの所見と合わせた総合的な判断が必要 陳旧性脳血管障害や頸椎症の既往がある場合，新規に起こった異常かどうかの判断が必要
項部硬直 Kernig徴候 Brudzinski徴候	髄膜の炎症を示唆	特異度は高いが，感度は低く，これが陰性であっても髄膜の炎症がないとはいえない 頸部の屈曲の制限だけでなく頸部の回旋も制限される場合は，髄膜への炎症刺激ではなく，頸部の筋強剛の可能性を考慮する必要がある

※意識障害がある場合は，感覚系，小脳系，自律神経系の評価を十分に行うことはできない．
文献7，12を参考に作成．

1) visual threat（図1）

患者さんの目の前に手をすばやく出すことで瞬目が誘発されるかをみます．これを4方向から行うと，大まかな視野の確認ができます．この際，手の動きによって生じる風で角膜反射を誘発しないように気をつけてください．

2) 頭位変換眼球反射（図2）

頭位変換眼球反射は，頭を急速に左右もしくは上下に動かした際，眼球はその反対側に動く（正中眼位を保とうとする）反射です．人形の目反射ともよばれます．反射の消失（陰性）を認めた場合に異常とし，脳幹の器質的な障害を示唆します．頸部の外傷や頸椎の亜脱臼の危険がある疾患（関節リウマチの一部など）には行ってはいけません[7]．

3) 上肢落下試験と膝立て試験

上肢落下試験は，両上肢を垂直に挙上し，同時に離します．膝立て試験は，両下肢を揃えて屈曲し，膝立ての姿勢で手を離します．いずれの試験も，落下の速度に左右差がある場合は落下速度が速い側に麻痺があると判断できます．もし，上肢落下試験で顔を避けるように落下する場合は，解離性障害などの精神疾患の可能性を考えます．

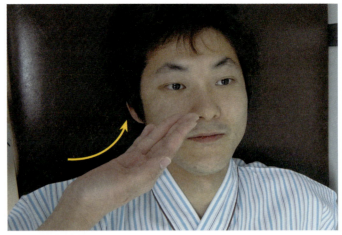

図1　visual threat
指や掌を患者さんの目の前にすばやく出すことで瞬目が誘発されるかをみる．掌を患者さんの顔に向けて出すと風が生じて角膜反射を誘発するので，手刀のように行うとよい．

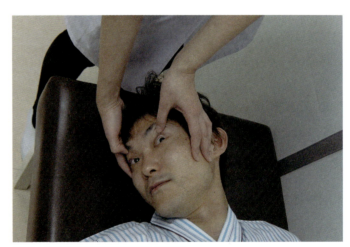

図2　頭位変換眼球反射の診察法
ベッドの頭側に立ち，患者さんの頭を両手で左右から把持する．親指で患者さんの眼瞼を持ち上げて開眼を維持し，そのまま急速に頭を左右に振る．

3　おわりに

　本稿では，意識障害のある患者さんの診療における神経診察の位置づけを概説しました．
　意識障害の診療では病歴の確認が非常に重要であり，また，制限はあるものの神経診察も有用です．神経診察においては，表2にあるように，目に関する診察が多くを占めます．ですので，患者さんに意識障害があるときには「目は口ほどにものを言う」という諺を頭に浮かべてもらえれば幸いです．

■ 引用文献

1) Traub SJ & Wijdicks EF：Initial Diagnosis and Management of Coma. Emerg Med Clin North Am, 34：777-793, 2016
2) Forsberg S, et al：Metabolic vs structural coma in the ED--an observational study. Am J Emerg Med, 30：1986-1990, 2012
3) Sim SS & Sun JT：Ocular Flutter in the Serotonin Syndrome. N Engl J Med, 375：e38, 2016
4) Katus LE & Frucht SJ：Management of Serotonin Syndrome and Neuroleptic Malignant Syndrome. Curr Treat Options Neurol, 18：39, 2016
5) Wang RZ, et al：Serotonin syndrome: Preventing, recognizing, and treating it. Cleve Clin J Med, 83：810-817, 2016
6) Werneke U, et al：Conundrums in neurology: diagnosing serotonin syndrome – a meta-analysis of cases. BMC Neurol, 16：97, 2016
7) 「Plum and Posner's Diagnosis of Stupor and Coma. 4th ed」(Posner JB, et al, eds), Oxford University Press, 2007
　↑「意識障害の診かた」についての王道の教科書．邦訳版も発売されています．
8) Edlow JA, et al：Diagnosis of reversible causes of coma. Lancet, 384：2064-2076, 2014
　↑「意識障害の診かた」に関する総説．まとまっていてわかりやすいです．
9) Stevens RD, et al：Approach to the comatose patient. Crit Care Med, 34：31-41, 2006
　↑同上．review articleを読むときは1本だけでなく，数本読み比べるとより理解が深まります．
10) Tokuda Y. et al：Pupillary evaluation for differential diagnosis of coma. Postgrad Med J, 79：49-51, 2003
11) Lam BL, et al：Effect of light on the prevalence of simple anisocoria. Ophthalmology, 103：790-793, 1996
12) 「DeJong's The Neurologic Examination 7th ed」(William W. Campbell), Lippincott Williams & Wilkins, 2012
　↑神経診察の成書．神経所見について網羅的に記載するだけでなく，具体的な診察方法まで言及されています．2019年4月には8版が発売予定です．

第2章 私が答えます！バイタルサイン・身体診察の「どうすればいいの!?」

6 小児の診察

1 子どもは泣くから無理です！泣かない工夫，泣いてもとれる所見を教えてください

玉井友里子

Answer

- 保護者から離さないで
- 触る前がとにかく大事！診察室に入ってくるところからしっかり観察しましょう

0 はじめに

　子どもってすぐ泣くし，しゃべれないし，難しいですよね．でも想像してください．大人でも緊張する診察室．子どもにはどんな場所にみえるでしょう？ぜひ子どもの気持ちになって，子どもが泣かない診察のあれやこれやを試してみましょう．子どもの安心が診察の一番の手助けです．

1 診察は待合室からはじまっている

　診察は診察室に入る前からはじまっています．診察室に入れば緊張して泣いてしまう子も待合室ではリラックスしていつもの姿を見せています．どのように保護者に抱っこされているか，どんな咳をしているか，歩き方はどうか，表情はどうかなど，注意深く観察しましょう．状況が許すのならマイクで呼ぶのではなく，診察室の外に出て呼ぶことをお勧めします．元気よく走ってくる子は「全身状態：良好」と判断できますし，歩けるはずの年齢なのに保護者がずっと抱っこしている子は注意が必要です．

2 触るのは最後，まずはよく見て

　子どもは触ると泣くことが多いので，どんなにかわいくても**触るのは最後**！診察室に入ってきたときからよく観察しましょう．しかしまじめな顔でじっと見るのではなく，優しい笑顔で迎え入れ，保護者・子どもともに安心させてあげましょう．目が合ってにこにこしている子はそのまま視線を合わせて挨拶を，入ってきたときからびくびくしている子には視線を合わせず，まず保護者から病歴を聴取しましょう．保護者と仲よく話している姿を見せながら，横目で子どもを観察します．

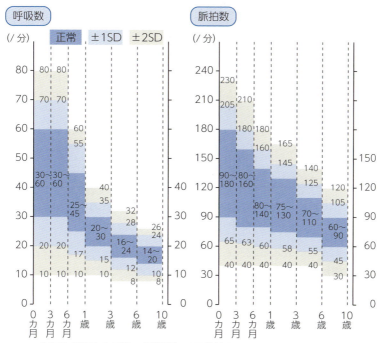

図1 小児年齢別呼吸数・脈拍数の正常範囲
北九州市立八幡病院 神薗淳司先生より提供（文献1より転載）．

3 泣いてもとれる所見を大事にしよう

　泣いていても，視診やバイタルサインなどとれる所見はたくさんあります．顔貌の視診や体重測定で脱水チェック，全身視診で皮診チェック，CRT（capillary refilling time：毛細血管再充満時間）で末梢循環チェック，などなど書き切れません．バイタルサインは月齢によって正常値が変わるため，図1を見ながら確認しましょう[1]．

　また，診察時間によって消失するじんましんや咳などは写真やムービーをとってきてもらう，普段と違う便や尿はオムツでもってきてもらうことを保護者にお願いしています．

4 手，聴診器は温めて

　冷たい手や聴診器を当てられたら，子どもはびっくりして泣いてしまいます．カイロや小さな湯たんぽを活用しましょう．

5 診察の順番を考えよう

　特に決まりはありませんが，年齢や痛がる場所によって診察の順番を変えましょう．しかし見落としをしないように，ある程度自分のなかの流れはもっておきましょう．私は基本的

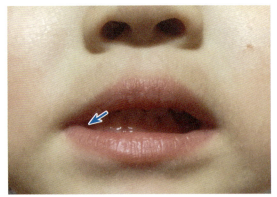

図2　口を閉じているときに舌圧子を入れる場所
舌圧子をここ（➡）に入れると口が開きます．

には一番嫌がる口もしくは耳を最後にしていますが，腹痛のある子は腹部診察を最後にすることもあります．

6　お口の診かた

　私は「あーん」と言いながら自分の口も開けます．歯をかみしめている子は，歯肉と口唇の間に舌圧子を入れる（図2）と自然と口が開くので，すばやく口腔内に舌圧子を入れます．ポイントは口を診る前に鑑別を絞っておき，どこを見るかシミュレーションしておくこと．ヘルペスを疑うなら歯肉，手足口病を疑うなら軟口蓋，後鼻漏を疑うなら咽頭後壁，と何度も診ずにすむように考えておきましょう．ちなみに泣くと診やすい場所が咽頭です．泣いてしまったら（泣き止む前に）すかさずお口をチェック！

7　耳と鼻も忘れずに

　発熱や不機嫌の原因に中耳炎があることを忘れずに．鼓膜を診なければ決して中耳炎を診断できません．耳垢で見えない場合は耳垢鉗子で除去することも必要です．コツはしっかり頭部を固定すること．取るときは耳垢がちぎれないように，また痛みが出ないようにゆっくりと行うことです．最初は上手にできませんが，そのうち慣れてきて上手に除去できるようになるのでぜひやってみてください．ただしどうしても固定が難しい場合や，耳垢が奥にある場合は無理せずあきらめることも大事です．

8　お腹の診かた

　診察するためにベッドに寝かせると泣きませんか？泣かれてしまっては，痛くて泣いているのかの判断も難しいし，力が入ってお腹はカチカチになります．私は必要に応じて，保護

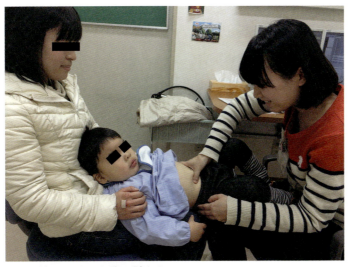

図3 泣きにくいお腹の診かた

者と自分の膝をくっつけた上に子どもを寝かせて腹部の触診をします（図3）．もちろん鼠径部や陰嚢，股関節も忘れずに．

9 年齢によって正常は違う

大泉門が触れること，肝臓が1〜2横指触れることは乳児では正常ですし，項部硬直は乳児では成人に比べて出にくい所見です．異常を知るためには正常を知ることが重要です．また年齢による所見の違いを学びましょう．

10 泣かせない（私なりの）コツ

- すぐに触らない
- 保護者と楽しそうに話しているところを見せて安心させる
- あらかじめ診察器具を触ってもらう
- 保護者や兄弟を診察したり，自分でしてみせたりして，何をするか伝える
- 保護者から離さない（ベッドに寝かせない，無理に椅子に座らせない）
- キャラクターグッズ，動画やオルゴール音などを使う

あると便利なグッズたち（図4）

❶ 子どもはアンパンマンが大好き

特に「ほかほかアンパンマン」は洗えて，押せば音が鳴るので好評です．シールや髪ゴムを聴診器につけるのもいいですね．

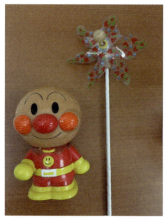

図4 「ほかほかアンパンマン」と風車

❷ 強制呼気には風車

小児の強制呼気には風車が役に立ちます．子どももしくは保護者に持ってもらい，フーッと吹いてもらいながら聴診することで，喘鳴の確認ができます．100円ショップやホームセンターのガーデニングコーナーに売っています．

❸ 動画や音楽もいいですね

インターネットで「子ども 泣きやむ 動画」と調べるとたくさん出てきます．自分の携帯にダウンロードしておきましょう．

11 おわりに

百聞は一見にしかず！ 先輩や小児科医の診察を見ることが一番勉強になります．機会を見つけてぜひ何回も見学してみて，診察で気をつけていることは何か聞いてみましょう．

■ 引用文献

1）「HAPPY！こどものみかた 第2版」（笠井正志，児玉和彦，上村克徳/編著），p30，日本医事新報社，2016
　↑小児をみる人必携！ 部位別の診察方法も詳細に載っています．

■ 参考文献・もっと学びたい人のために

1）「こどもを上手にみるためのルール20」（五十嵐正紘，他/編），医学書院，1999
2）「外来小児科 初診の心得21か条」（五十嵐正志/監，絹巻 宏，熊谷直樹/編），医学書院，2003
3）「Textbook of Pediatric Care 2nd ed」（McInerny T, et al eds），American Academy of Pediatrics，2017

第2章 私が答えます！バイタルサイン・身体診察の「どうすればいいの!?」

7 外傷の診察

1 外傷患者で最初にみるべきものは何ですか？

関根一朗

Answer

- 確定診断にこだわらず，生理学的異常の同定につとめましょう
- 主訴に基づいた診察だけでなく，受傷機転から攻めの診察をしましょう
- 帰宅前に未評価の疼痛がないか再確認しましよう

0 はじめに

わが国の外傷診療現場では，preventable trauma death の回避を目標に，「外傷初期診療ガイドライン」（JATEC™）を用いて診療や教育が行われることが多くなっています．

JATEC™では，外傷診療を primary survey，secondary survey，tertiary survey の3段階にわけ，それぞれの段階における診療の目標を明確化しています．

Primary survey では，ABCDEアプローチで**生理学的徴候をすばやく把握**し，生命の危機を回避するための処置につなげます．生命の危機を回避したうえで，**secondary survey** で**全身の損傷を系統的に評価**します．それから，初期評価のみでは，十分な診療が困難であることを念頭におき，**損傷の見落としを回避**するための **tertiary survey** を行いましょう．

それぞれの段階で診療の目標が異なるため，当然身体診察の行い方も異なってきます．外傷診療における身体診察のキモは，懇切丁寧に撫で回すことでもなければ，一撃必殺的身体所見をキメることでもありません．自分が外傷診療のどの段階を行っているかを意識して，その段階の目標に合った身体診察を行うことです．

では，外傷診療の各ステップのそれぞれの要点を確認しましょう．

1 Primary survey 「ABCDEアプローチ」

1) A（Airway）：気道確保と頸椎保護 「気道緊急？」

気道緊急とは，無反応，無呼吸，死戦期呼吸など，直ちに気道確保を要する状態です．「**今**」気道緊急かどうかの判断をするだけでなく，「**今後**」気道緊急となるかどうかも**評価**しなくてはなりません．

Aの評価は「見て，聴いて，感じる」がキーワードです．検査ではなく，身体診察で，呼

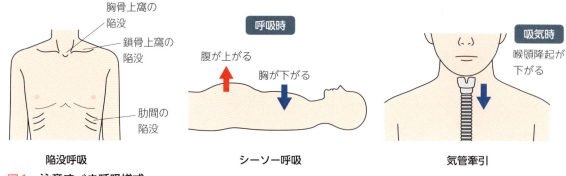

図1 注意すべき呼吸様式

吸様式を「見て」，呼吸音を「聴いて」，空気の出入りを「感じる」のです．**上気道狭窄・閉塞を示唆する陥没呼吸，シーソー呼吸，気管牽引を確認**してください．いずれも強い吸気努力を示す所見です（図1）．

今後起こりうる気道緊急に備えるため，顔面や頸部に外傷のある症例では特に注意を払う必要があります．**口腔内や頸部に出血や腫脹がないかを視診**し，表面から見えなくても**咽頭や喉頭の狭窄を疑うような呼吸異常音や嗄声がないか**をチェックします．

「今」だけでなく「今後」の気道緊急も評価する！

2) B（Breathing）：呼吸と致命的胸部外傷の処置 「呼吸は左右差確認！」

Bの評価は，呼吸数や呼吸様式から酸素化および換気が適切に行われているかの評価とともに，即座に処置を要する致命的胸部外傷の同定が目的です．

Bでは「見て，聴いて，触る」がキーワードです．胸郭の動きと頸部や胸部の体表の損傷を「見て」，左右の呼吸音を「聴いて」，圧痛や皮下気腫を探すために「触って」評価します．胸郭の動きを「見る」際，観察者はしゃがんで視線を下げて注意深くその左右差を観察するとともに，**左右の胸壁に手を置いて，目だけでなく手でも評価**するのがコツです（図2）．騒がしい初療室で呼吸音の左右差を聴く際，**側胸部など左右差を評価しやすい場所で注意深く聴診**するのがコツです．疼痛などにより深呼吸ができない場合には，聴診では過少評価してしまうことがあるので注意しましょう．

致命的胸部外傷とは，肺挫傷を伴うフレイルチェスト，開放性気胸，緊張性気胸，大量血胸，心タンポナーデです．胸部X線やエコーを併用し，その検索を行いますが，身体診察はいずれの外傷でも検索方法として有用です．特に緊張性気胸は胸部X線などの検査を待たず，身体診察で診断し，緊急脱気もしくは胸腔ドレナージを行うべきだとされています．ショックを示唆する所見に加えて，気管の偏位，皮下気腫，胸郭運動の左右差，打診で鼓音があれば，即座に脱気針を手にとるべきでしょう．

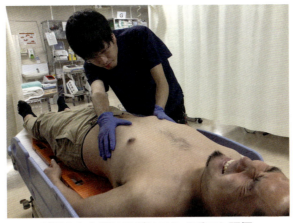

図2 呼吸の左右差は目だけでなく手でも評価

表 ショックでも頻脈を呈しにくい患者

- 高齢者
- 薬剤（Caチャネルブロッカー，βブロッカー，ジゴキシンなど）を投与されている患者
- ペースメーカー留置中の患者
- 妊婦
- スポーツ選手

Point

・見て，聴いて，触って，五感をフル活用！
・騒がしい初療室では，所見の「左右差」を重視！

3） C（Circulation）：循環と止血 「ショックの早期発見！」

　Cの評価のキモは，ショックの早期発見にあります．血圧低下ももちろんショックの徴候の1つでありますが，血圧の値に頼らず，身体診察でショックと判断することが早期発見には重要です．ショック発見のためにマストの診察は，**皮膚所見，脈拍，意識レベル**の3つです．

- 皮膚所見の観察は，四肢末梢に触れることで行います．ショックは末梢血管の収縮をきたすため末梢の皮膚は蒼白化し，冷汗を伴います
- 脈拍の観察は橈骨動脈を触れることで行います．橈骨動脈で脈拍を触知できなければ，重症ショックです．触知できたとしても，弱くて速い場合はショックと認識すべきです．また，ショックであっても頻脈を呈しにくい患者がいることも忘れてはなりません（表）
- 意識レベルもCの評価に重要です．大量出血があったとしても，脳血流は比較的保たれるため，ショックで昏睡となるのは非常に多量の失血が示唆され，きわめて危険な状況です．**不穏もしくは攻撃的な患者を見た際に，それをショックの初期徴候として捉えるべきです**

　ショックの早期発見に務めるとともに，その原因を捉えることが救命のためには必須です．

外傷性ショックの原因は，出血性，出血性，出血性，出血性，閉塞性．すなわち，**迅速に出血源の検索を行い**，**出血で説明がつかないショックでは緊張性気胸や心タンポナーデを忘れないことが重要**です．出血源検索では，X線やエコーなどの検査が活躍しますが，身体診察では頭部挫創など意外に大量出血する外出血を見逃さず，即座に止血を行うことが重要です．**閉塞性ショックを発見するために鍵となる所見は**，**頸静脈怒張**です．ほかの所見からはショックを疑うのに頸静脈が虚脱していなければ，閉塞性ショックの存在を考えなくてはなりません．

> **☝ Point**
>
> Cの評価は，四肢末梢に触れ，頸静脈怒張を確認！

> **⚠ Pitfall**
>
> ショックの原因は，出血性，出血性，出血性，出血性，**閉塞性**！

4) D（Dysfunction of CNS）：中枢神経障害の評価 「脳ヘルニア徴候！」

Dの評価は，緊急手術を要する頭蓋内占拠性病変を見つけることが目的です．細かく神経学的所見をとるのではなく，3つの所見に絞って診察します．すなわち，**意識レベル**，**瞳孔所見**，**片麻痺**です．

JATEC™では，脳外科的介入を急ぐ状態として「切迫するD」という表現が用いられています．GCS 8点以下，GCS 2点以上の低下，瞳孔不同，片麻痺など，脳ヘルニア徴候を認めた場合は，気管挿管を行い，脳外科医をcallし，secondary surveyの最初に頭部CTを撮影します．神経診察を3つに絞ることで，迅速な評価を行うことが重要です．

> **☝ Point**
>
> ・Dの評価は，意識レベル，瞳孔所見，片麻痺に絞る！
> ・片麻痺は左右差のみでOK！ 麻痺の程度はsecondary surveyで！

5) E（Exposure & Environmental control）：脱衣と体温管理 「外出血，小さなものから大きなものまで！」

ABCDの評価とともに脱衣や体温測定を行います．1つひとつの損傷からの出血が少なくても，**損傷が多ければ総出血量が多くなるため**，活動性出血や開放創の有無に注意を払います．

> **☝ Point**
>
> ・外出血は即座に圧迫止血！
> ・キズも積もれば，致命傷！

2 secondary survey「すべての骨を触診するつもりで診察」

　治療を要する損傷をすべて同定することを目的にsecondary surveyを行います．身体前面（腹側）を「head to toe」を合言葉に頭から足の爪先までくまなく診察し，その後背部の診察や詳細な神経診察を行います．

　身体診察は基本的に感度が低く，1つの身体所見の陰性をもって，疾患もしくは外傷を否定することはできません．そこで，身体診察の感度を上げる2つのコツを紹介します．1つ目は「臓器」を診察するということです．圧痛の有無を確認する際は，**表面からは見えていない臓器を思い浮かべて診察**します．右前胸部の圧痛を確認するのではなく，鎖骨に圧痛がないかどうかをみるのです．骨や腹部臓器を1つひとつ思い浮かべることで，触診が丁寧になります．2つ目は「**受傷機転から損傷部位を想定し攻めの診察**」をすることです．受傷機転は本人のみならず，目撃情報も含めて探偵のように聴取します．本人が疼痛などを訴えていない損傷を見つけるキッカケになることもあれば，ときに，外傷の背景に潜む内因性疾患を診断することすらあります．

- 圧痛は表面から見えない臓器ごとに確認！
- 受傷機転から損傷部位を想定して診察！

3 tertiary survey「見逃しを防ぐために」

　帰宅前に症状を再確認することや歩行しているところを直接観察することが重要です．内因性疾患と大きく異なり，外傷は関連のない複数の臓器に損傷をきたしえます．しかも，患者自身が診察時に症状を感じていないことすらあります．背部の外傷や，荷重しないと症状をきたさない脊椎損傷，骨盤・大腿骨近位部の損傷などに注意が必要です．ストレッチャーで臥位のまま診察を終了するのではなく，**帰宅前に歩行する姿を直接観察**し，**評価していない疼痛がないか再確認**することが必須です．

　そして，遅発性の症状を呈する外傷があることや，再受診すべき具体的な症状を説明することで，帰宅後の時間を重要な「経過観察時間」としうるのです．

帰宅前に歩く姿を観察！

帰宅は「経過観察」という検査である！

4 おわりに

　Primary survey の目的は生理学的異常を迅速かつ正確に捉え，preventable trauma death を回避することです．**初学者は徹底的に primary survey を訓練すること**．空手で型を練習すること，野球で素振りをくり返すこと，それらと同じです．ほかの身体診察と異なり，上級医に相談しながら丁寧に診察するのでは救命に間に合わないことがあることを忘れず，自然と身体が動くように備えておくべきです．救急車で搬送される重症外傷だけでなく，Walk-in で受診した「つまずいて転んだ高齢者」を診察する際に，A の評価からはじめていたら，あなたはもう外傷の身体診察のキモを体得しているのです！

■ 参考文献・もっと学びたい人のために
1）「改訂第5版 外傷初期診療ガイドライン」（日本外傷学会，日本救急医学会/監），へるす出版，2016

第2章 私が答えます！バイタルサイン・身体診察の「どうすればいいの!?」

8 診察道具のあれこれ

1 やっぱり打腱器でうまく叩けません…

松原知康，土肥栄祐

Answer

- "反射が出せない"というのも所見の可能性があります
- 反射は部位診断のための診察の一項目であり，解釈は総合的に行うものです
- 病変部位の仮説を立てたうえで診療し，その検証を総合的に行うことが上達のコツです

1 腱反射は神経診察の一部

　腱反射は，神経診察の一部で，『病変の分布・程度』の把握と，それを通じた『病変部位の診断』に用いられます．客観的かつ被検者の協力の必要が少ない所見であり，患者さんに意識障害がある場合や寝たきり状態など，診察への協力が得られにくい場合であっても所見をとることができることが強みです[1]．しかし，この所見は，病歴や一般診察所見，**ほかの神経所見と合わせて総合的に判断すべき**ものであるということも覚えておいてください．

　診察を習いはじめた頃は，腱反射を誘発すること自体が目的になりがちです．しかし，腱反射の診察自体は手段にすぎず，**診察を通じて『病変部位の診断』をすることが目的である**ということを肝に銘じてください．すなわち，"腱反射を診察し，どのように解釈するか"までできてこそ，『打腱器で"うまく"叩ける』ことになるのです．

2 部位診断における腱反射

　腱反射がよく用いられる場面は，筋力低下や感覚障害の病変部位が，中枢性なのか末梢性なのかを診断したいときです．例えば，筋力低下の場合には，まず筋力低下の分布（表1）を把握し，病歴も参考にして，中枢性か末梢性かの『部位診断の仮説』を立てます．そこに，腱反射などの診察所見を加え，仮説の検証をします．もしも，想定した病変部位に合わない所見の場合は，①**診断仮説がおかしい**，②**診察がうまくできていない**，③**別の要因**（他疾患の合併や後遺症などの関与）**が併存している**といった可能性を考えます（この考え方は，神経診察に限らず，診断にかかわるパラメーターすべてに応用できます）．そのような場合には，再度診察をとり直したり，追加の病歴聴取・診察を行い，**神経所見との整合性がとれるような新たな仮説を考える**必要があります．

　より具体的にイメージしてもらうために，以下の症例を見てみましょう．

表1　筋力低下の診察

部位		分布	反射	繊維束攣縮	萎縮	感覚障害
中枢性	脳	片麻痺，単麻痺	亢進	なし	なし	場合による
	脊髄	対麻痺	亢進（急性期は低下）	なし（前角細胞ではあり）	なし	場合による
末梢性	末梢神経	単麻痺，対麻痺	低下	あり	あり	原則あり
	筋肉	対称（近位 or 遠位）	低下	なし	あり	なし

分布→反射，とまず分布から診察するのが大切です．

症例

50歳代男性．急性の四肢麻痺で救急外来を受診．経過と麻痺の分布からギランバレー症候群（病変部位は末梢神経）を想起した．ギランバレー症候群で四肢麻痺となると，呼吸筋の障害も懸念されるため，急いで神経診察を行った．

診察所見は，意識清明，四肢はMMT1〜2程度だが，腱反射は四肢で亢進している．当初の仮説のギランバレー症候群は，末梢神経の病気であり，原則的に腱反射は亢進しないはずである．腱反射の所見からは中枢性の病変が考えられるため，追加の病歴聴取・診察を行ったうえで，仮説を再検討することにした．下顎反射の亢進はなく，詳細な病歴聴取を行うと，2時間前に右片麻痺が発症，救急外来で左片麻痺も加わったという経過であり，下肢から対称性に上行するというギランバレー症候群の典型的な病歴とは合致しなかった．下顎反射の亢進がないことから病変は脳幹より高位ではないと考えられるため，頸髄病変と仮説を変更した．急激な発症からは血管障害の可能性を考え，頸部MRIを撮影することにした．

最終診断は，頸髄の硬膜外血腫であった．

本症例は，腱反射が輝いた一例と言えます．先に仮説を立て，診察で腱反射とほかの所見を合わせてその仮説を検証することで，正しい診断に至ることができました．このように腱反射は上手く使えれば非常に有用な診断ツールとなります．

腱反射を使いこなせるようになるためには，①反射が『**亢進か減弱か**』を評価し，病変が『**中枢か末梢か**』を想定する（部位診断の仮説を立てる）こと，②指導医の下や答え合わせができる環境で診察を行い，**神経所見が『部位診断の仮説』に合致するかの検証を徹底して行う**こと，を日々行いましょう（地味ですがこれらの積み重ねが大切です）．

とは言え，診察に自信がもてないと，前述の仮説の検証にも不安が残ると思います．以下には，実際の診察における手技や評価の原則とコツを紹介します．

3　腱反射の診察手技の原則

腱反射の診察の原則は，以下の4点です．

- 原則1　被検者に力を抜いてもらう

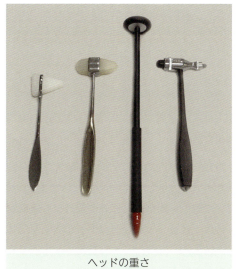

ヘッドの重さ			
軽い	重い	重い	重い
柄のしなり			
なし	なし	あり	あり

図1　打腱器の種類
さまざまな種類の打腱器があります．ヘッドの重さ，しなりは打腱器選びで考慮すべき重要なポイントです．

- 原則2 叩打する腱を少し伸展させる
  （腱が弛んでいると筋に叩打の刺激が伝わりにくい）
- 原則3 十分かつ適度な力ですばやく叩く
- 原則4 反射が誘発されたときに，漏らさず感知できる状態をつくる

　例として，上腕二頭筋反射をあげます．検者の前腕で，被検者の前腕を下から支え，被検者の肘が90°程度に屈曲した状態にし，肘の前面内側よりに位置する上腕二頭筋腱のうえに検者の指を置きます．この際，腱を伸ばすように軽く押さえます（**原則2**）．次に被検者に力を抜くように声かけをし，もしくは話しかけながら診察することで被検者の注意をそらします（**原則1**）．そして，腱のうえに置いた指をすばやく打腱器で叩打し（**原則3**），反射，すなわち上腕二頭筋の収縮や，その結果生じる肘の屈曲を目視します．さらに被検者に触れている検者の指や前腕でもこれらの動きを認識し，わずかな動きでも逃さないようにします（**原則4**）．ほかの部位の腱反射でもこの4つの原則は同様です．被検者の体位は，座位，臥位，また肘掛に前腕を置いてもらう方法など工夫はありますが，この4つの原則を満たせばいずれでも構いません．原則2の「十分な力ですばやく叩く」には，打腱器選びも大切です．**ヘッドの重量**が十分なものを選ぶこと，そして，**柄がしなる**打腱器を用いるか，柄がしならないものの場合は「手首のスナップ」によって**スピードをつけて叩打**することが大切です（打腱器の種類は図1を参照）．

4 腱反射の評価の原則―腱反射の亢進とは？ 減弱とは？

1) 腱反射の亢進

「亢進」とは，「通常よりも小さな刺激で誘発され，潜時が短い状態」です．個人差や部位間の差があるため，亢進と，腱反射が出やすい状態の判断に迷うことがありますが，以下の場合は亢進と判断できます．

①左右差がある（対側に比べ亢進していると判断できる場合）
②1回の叩打で連続して複数回の小さな筋収縮反応が生じる（多相性反射：polycinetic reflex）
③被検筋の腱の直上でない，離れた部位での叩打でも反射が誘発される
④明確に脊髄のレベルに合致して腱反射の出やすさに変化を認める（#原則参照）
　例：上肢の腱反射は正常～減弱だが，膝蓋腱反射とアキレス腱反射の反射が強い
⑤ほかの所見から腱反射の亢進が支持される
　例：間代，病的反射や痙性の随伴

2) 腱反射の減弱

一方，「減弱」とは，「適切な手法でも誘発されない，もしくは微弱な反応しか生じない状態」です．個人差や部位間の差があるため，減弱なのか，生理的なのか，手技的なものか判断に迷うことがありますが，以下の場合は減弱と判断できます．

①腱反射に左右差がある（対側に比べ減弱していると判断できる場合）
②明確に脊髄のレベルに合致して腱反射の出やすさに変化を認める（#原則参照）
　例：上腕二頭筋反射は減弱しているが，上腕三頭筋反射，膝蓋腱反射，アキレス腱反射が亢進している場合
③くり返して施行すると反射が次第に弱くなる（疲労現象）

減弱の際は，増強法により誘発できるかを確認します．それでも誘発できない場合を「消失」と呼び，減弱より重度と判定します．増強法で有名なものはJendrassik法です．両手指を組み左右に引かせ，引くタイミングと同時に腱を叩打するというものです．ほかに，腱の叩打のタイミングと同時に歯を食いしばってもらう方法や，検査を行う反対側の手を強く握りしめてもらう方法もあります[1]．

脊髄に病変がある場合，部位診断をさらに深めて，腱反射の所見によって障害レベルが推定できます．覚えておくべき原則は以下のものです．

#原則

障害部位で前角細胞の障害がある場合，その髄節支配の腱反射が減弱します（表2）．多くの場合，より下の髄節への下行線維（＝錐体路）も同時に障害されるため，より下の髄節支配の腱反射は亢進します．

表2　腱反射とその支配髄節

腱反射	支配髄節
下顎反射	三叉神経
上腕二頭筋反射	C5，6
腕橈骨筋反射	C5，6
上腕三頭筋反射	C7
指屈筋反射（Hoffmann，Trömner）	C8
大腿四頭筋反射（膝蓋腱反射）	L3，4
下腿三頭筋反射（アキレス腱反射）	S1

例1：上腕二頭筋反射は減弱，上腕三頭筋反射・膝蓋腱反射・アキレス腱反射が亢進している場合，C5，C6髄節レベルの脊髄病変を示唆する．
例2：下顎反射が亢進している場合，三叉神経核の高さ（橋）よりも高位の上位運動ニューロンに病変を示唆する．特に筋萎縮性側索硬化症の診断で重要な診察所見となる．

5　腱反射の評価の原則—逆転現象

> レジデント：腱反射をとっていると，ちょっと変なときがあるんです．
> 指導医：どうしたんだい？
> レジデント：それが…上腕二頭筋反射を誘発しようと思って上腕二頭筋の腱をしっかり叩いているんですけど，いつもみたいに肘が屈曲するんじゃなくて，むしろわずかに伸展しているように動くんです．
> 指導医：なるほどね．それは…

　C5髄節の病変により上腕二頭筋反射は減弱ないし消失します．一方，病変部位より下位のC7髄節支配の上腕三頭筋反射は亢進し，誘発されやすくなります．このときに上腕二頭筋反射の誘発手技を行うと，上腕二頭筋と上腕三頭筋は，腱付着部が近傍にあるため，上腕二頭筋腱への叩打による刺激が伝わり，上腕三頭筋反射が誘発されることがあります．上記の症例はその状況を示しています．この現象を「反射の逆転現象」と呼び，脊髄の障害レベルを明確に示唆します（#原則参照）．

　厳密には，反射に関与する筋肉同士が拮抗筋の関係にある場合に逆転現象と呼びますが，同様の例として腕橈骨筋反射の診察時に，腕橈骨筋反射が誘発できず，母指の屈曲（すなわち指屈曲反射）を認める場合，C6髄節レベルの障害を示唆します．

6　腱反射診察のピットフォール

- 末梢神経障害（糖尿病性ニューロパチーなど）が合併した場合，本来腱反射が亢進するはず

の病変が存在していても正常〜減弱にみえる場合があります（患者背景を把握し，それを踏まえて判断することが重要です）

- 腱反射異常を呈するのは神経疾患に限らず，甲状腺機能亢進症，破傷風，セロトニン症候群，stiff-person症候群，低Ca血症や低Mg血症もあります．これらでは明確な錐体路の異常を認めなくても腱反射が亢進もしくは亢進して見えることがあります（甲状腺機能低下症では，反射が減弱してみえることがあります）

- 通常，筋萎縮では筋力低下により腱反射が減弱します．**高度な萎縮のある筋で腱反射が"普通に"出る場合**は，"隠れた"腱反射亢進を示し，上位運動ニューロン障害の合併を疑います．この所見は筋萎縮性側索硬化症（ALS）の診療の際に経験します（ALSは上位と下位の運動ニューロンが同時に障害される特徴をもつ疾患です）

- 重症筋無力症の場合には進行期まで腱反射は減弱しませんが，Lambert-Eaton症候群の場合は減弱していることが多いです．ただし，Lambert-Eaton症候群の一部では，腱反射が減弱している筋を強収縮させた直後には腱反射が改善するという特徴を示すことがあります[2]．例えば，膝蓋腱反射が減弱している場合には，大腿四頭筋を10秒程度強く収縮させた直後に腱反射をとると，正常に改善しているということを経験します

Advanced Lecture

補遺：腱反射の記載法について

腱反射の所見を記載する方法は今のところ統一されていません．一例として日本神経学会が公開している「標準的な神経診察法 改訂版」での記載方法を紹介します（表3）．自施設での記載法も確認してみてください．

表3 腱反射の記録法

	表記の例
著明亢進（ごくわずかな刺激で出現する）	＋＋＋
亢進	＋＋
正常	＋
低下	±
低下（誘発法で明らかになる）	∓
消失（誘発法でも出現しない）	−

文献3より引用．

引用文献

1) 「DeJong's The Neurologic Examination 7th ed」（Campbell WW, ed），Lippincott Williams & Wilkins, 2012
2) Odabasi Z, et al：Postexercise facilitation of reflexes is not common in Lambert-Eaton myasthenic syndrome. Neurology, 59：1085-1087, 2002
3) 「標準的な神経診察法」（日本神経学会卒前教育委員会/企画），日本神経学会, 2009

第2章 私が答えます！バイタルサイン・身体診察の「どうすればいいの !?」

8 診察道具のあれこれ

2 教えてください！ペンライト活用術！

関根一朗

Answer

- 視神経疾患の評価に swinging flashlight test を行え！
- 身体診察は「照らす，影をつける，透かす」で感度を上げろ！
- 死亡診断にも必要なペンライトを手放すな！

0 はじめに

　医師が行う診断は「病名」だけではありません．医師である以上，ときに亡くなった患者に対する診察を行うことがあります．「死亡診断」です．死亡診断のしかたに個人差があるとしても，最低限必要なデバイスとして時計，聴診器，ペンライトがあります．この3種のデバイスなしに，死亡診断はできません．もとい，医師という職業はできません．つまり，ペンライトのお世話にならない医師はいないと言っても過言ではないでしょう．

　本稿では，その「ペンライト」の活用術を総ざらいしてみましょう．

1 ペンライトの活用方法

　ペンライトの活用方法は，大きく2つに分けられます．神経診察の1つとして**瞳孔の対光反射を診るため**と，**身体所見を見やすくするため**です．身体所見を見やすくする手法はさらに，明るく照らす，影をつける，裏から透かす，と3つに分けられます．これらの具体的な使い方を以降に紹介します．

2 神経診察の1つとして

1）対光反射

　図1は対光反射にかかわる解剖図です．正常であれば，対光反射の診察を行う際に，一側の眼にペンライトの光を当てると，両側の瞳孔が同程度に収縮します．光を当てた側の瞳孔収縮は直接対光反射，対側の瞳孔収縮は間接対光反射と呼ばれます．

　求心性経路（視神経や網膜）の疾患では，患側に光を当てると，患側の直接対光反射なら

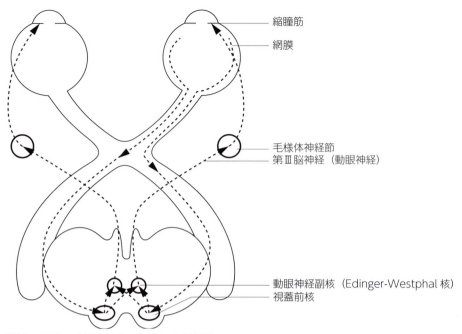

図1　瞳孔の対光反射にかかわる解剖図
文献1より引用.

びに健側の間接対光反射の**両方が消失**します．**遠心性経路**（動眼神経や交感神経）の疾患では，患側に光を当てると，患側の直接対光反射は**消失**し，健側の間接対光反射は**消失しません**．

> ⚠️ **Pitfall**
> 対光反射を診察する際は，患者には遠くを見させて，ペンライトは視界に入らない位置から近づけて，近見反射が出ないように注意が必要です．

2) swinging flashlight test

　ヒトは転んだらオデコをぶつけます．オデコ，すなわち，眼周囲の外傷で気をつけるべき合併症のなかには外傷性視神経症など緊急性が高いものが含まれています．意識清明である患者は視力評価を行えばよいですが，酩酊など視力評価を十分に行えない状態ではそうはいきません．そんなときは，swinging flashlight test（**図2**）を行い，relative afferent pupillary defect（相対的瞳孔求心路障害：RAPD）の有無を確認することで，視力の求心路に対する評価を行います．眼底検査のために散瞳させたり，外傷による腫脹で開眼困難になったりする前に確実に診察せねばなりません．
　RAPDがみられた場合，主に視神経疾患（視神経炎，虚血性視神経障害など）または重度の網膜疾患（網膜剥離など）を疑います．**RAPD陽性の感度は92～98％**となり[1]，これは視力，瞳孔周期時間，眼底検査の乳頭所見，網膜電位などほかのいかなる検査よりも高いものです．目の疼痛や充血などの症状を伴わず，急に片側の視力低下を訴えて来院する患者では必ず評価しましょう．

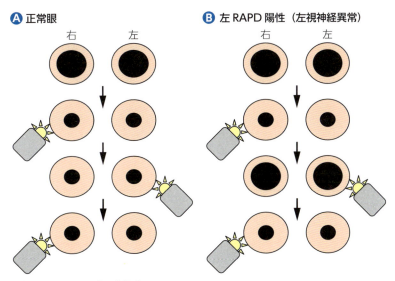

図2　swinging flashlight test
Ⓐ正常者では直接反射と間接反射が瞬時に切り替わるため瞳孔径は一定
Ⓑ左視入力に異常がある場合，右眼に光を当てたときには両眼で縮瞳するが，左眼に光を当てると，入力がないため両眼で散瞳する
文献2より引用．

> 眉毛外側部の受傷ではswinging flashlight testでRAPDを確認！

3　身体所見の補助として

1) 明るく照らす

　咽頭・鼻腔・肛門など，いわゆる「穴」の診察にはペンライトが不可欠です．所見を見逃さないために十分な明るさが必要であることは言うまでもないですが，電池切れ寸前で光量の弱くなったペンライトでは診察はできません．また，咽頭診察では所見の色調を正確に評価するため，ペンライトの光源は電球色（暖かみのある穏やかな色）よりも，**昼白色**（太陽光に近い色）が望ましいでしょう．診察用のペンライトは，ハロゲン電球のものが多いですが，最近ではより光量が強く，長持ちし，昼白色のLED電球のペンライトが購入できます．

> ペンライトは，電池切れに注意！ 昼白色光源が望ましい！

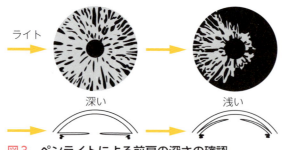

図3 ペンライトによる前房の深さの確認
文献4より引用.

2) 影をつける

❶ 内頸静脈

　ベッドの頭側を45°挙上し半坐位で診察します．内頸静脈は外頸静脈と異なり，輪郭が見えないため，頸部の皮膚に伝わる内頸静脈の拍動を注意深く観察します．具体的には①右頸部にペンライトの光を当てて，皮膚が拍動する部分の高さを評価します．②胸骨角から右内頸静脈拍動までの垂直距離を測ります．③胸骨角は右房から5 cm上方に位置するため，**胸骨角から4.5 cm以上**上方に右内頸静脈拍動が確認できれば，中心静脈圧（CVP）$\geq 8\ \mathrm{cmH_2O}$となり**CVP上昇**と判断します．

> 👆 **Point**
>
> 内頸静脈診察はペンライトで照らし，目線を下げて見上げるように！（第2章-3-1参照）

❷ 閉塞隅角緑内障

　緑内障発作を疑った際は，**耳側の真横から**眼に光を当てます．正常であれば，光は鼻側まで到達し虹彩全体が明るくなります．しかし，閉塞隅角であれば，光は途中までしか到達しません．ペンライトを用いたこの診察法は，感度92〜97 %，特異度67 %であるとの報告[3]もあります．明らかな開放隅角はペンライトで除外できそうです（図3）．また，緑内障発作では患側の瞳孔がわずかに散瞳するため，両側同時に光をあてると，縮瞳する瞳孔に左右差があることに気がつきます．

> 👆 **Point**
>
> 緑内障を疑ったら細隙灯の代わりに真横から照らす．

3) 裏から透かす

❶ peripheral sign

　感染性心内膜炎の所見として有名なperipheral signはペンライトを駆使して観察します．爪下出血斑，Osler結節，Janeway斑，耳介出血斑は，指の反対側からペンライトを押し当

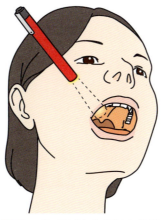

図4 ペンライトを用いた急性副鼻腔炎の診察

て，透かして見るように観察するとよいでしょう．

❷ 陰嚢水腫

陰嚢水腫の診察時には陰嚢にペンライトを押し当てて照らし，透光性を確認します．陰嚢水腫では透光性がありますが，精巣腫瘍では透光性がありません．超音波検査の前にペンライトを使って鑑別を考えるのです．

❸ 急性副鼻腔炎

鼻汁，咳などの上気道症状を伴う発熱を診察する場合，急性副鼻腔炎の検討が必要です．片側の顔面痛を伴う場合，部屋を暗くし，図4のように頬からペンライトを押し当て，口腔から透光性を評価します．左右の透光性を比較すると，蓄膿を伴う場合には患側で透光性が低下します．上顎洞にのみ有効ですが，X線で評価する前にはぜひ行っていただきたいです．

4 おまけ～誤った使い方

非常に便利なペンライトですが，誤った使い方も紹介しておきましょう．昆虫が外耳道に入ってしまった際に，外耳道をペンライトで照らし，昆虫が光に向かって出てくるのを促す方法です．この外耳道異物（昆虫）除去の方法の有用性は全く証明されていません．筆者の経験では，ペンライトで照らすだけで素直に外耳道から出てきた昆虫はいまだかつていません．ほかの手法で除去する方がよいでしょう．

5 おわりに

ペンライトの便利さを知ったと思いますので，積極的に身体診察に使用してください．しかし，忘れないでほしいことは，眩しい光を向けられることを心地よく思う人はいないとい

うことです.特に,対光反射の診察などで眼に眩しい光を当てる際には,直接光を見ないように促すなど,患者に説明したうえで診察を行ってください.

それでは,患者を照らしたペンライトが,診断への道のりをも照らしてくれることを祈ります.

引用文献

1)「マクギーの身体診断学 改訂第2版」(Mcgee S/著,柴田寿彦,他/訳),診断と治療社,2014
2) 能美なな実,園田康平:一般医も知っておくべき眼科領域検査.レジデントノート増刊,16:1972-1982, 2014
3) Gracitelli CP, et al:Ability of non-ophthalmologist doctors to detect eyes with occludable angles using the flashlight test. Int Ophthalmol, 34:557-561, 2014
4) 大淵 尚:眼痛を訴える非外傷性疾患.ERマガジン,11:405-411, 2014

第2章 私が答えます！バイタルサイン・身体診察の「どうすればいいの！？」

⑧ 診察道具のあれこれ

3 教えてください！エコーの診察活用術！

稲田　悠

Answer

- 急性胆嚢炎の右季肋部痛はエコーで胆嚢を描出しながら確認してみましょう
- CVPの上昇は診察で頸静脈拍動を，エコーでIVC径を見て予測しましょう
- 肺エコーでstratosphere sign，lung pointを見つけて気胸を診断してみましょう

0 はじめに

　エコー検査は非侵襲的な検査方法であり，被曝のリスクもありません．エコー機が救急外来などに設置されている場合も多く，ベッドサイドで容易に行うことができます．身体所見に加えて行うことで，診断精度が上がったり確定診断に迫ることもできるので，身体診察のツールの1つとしてぜひ活用していただきたいと思います．

1 急性胆嚢炎とsonographic Murphy's sign

　急性胆嚢炎とは胆嚢に生じた炎症性疾患で，多くは胆石が原因となります．特徴的な身体所見としては右季肋部の自発痛・圧痛で，触診で右季肋部を押さえたまま患者さんに息を吸ってもらうと，痛みで吸気が止まるMurphy's signを認めることができます．
　これをエコーで胆嚢を描出し，そのままプローブで腹部に圧迫を加えて，圧痛を認めればsonographic Murphy's sign陽性となります．
　sonographic Murphy signは急性胆嚢炎の診断において感度63％，特異度93％と，感度はやや劣りますが，特異度に優れています[1]．Murphy's signの診察は腹部の触診のみで行いますが，エコーで直接胆嚢を見ながら行うことで，痛みの部位が胆嚢であることを確かめられ，より診断精度を上げることができます．

2 IVC（inferior vena cava：下大静脈）径と頸静脈拍動の関係

　頸静脈拍動とIVC径はともに中心静脈圧（CVP）と相関しており，いずれも体液量の評価に用いることができます．頸静脈拍動は視診で確認し（2章-3-1参照），IVC径はエコーを用いて計測します．

IVC径の計測

腹部エコーを右肋弓下から当て下大静脈を描出します．IVC径は肝静脈合流部または，右房・下大静脈合流部から20 mmのところで測定します．正常ではIVC最大径20 mm未満，50％以上の呼吸性変動を認めますが，最大径20 mm以上で呼吸性変動が消失している場合にはCVPの上昇を疑います．逆に10 mm以下の場合は循環虚脱を疑います．

> **⚠ Pitfall**
>
> IVC径は個人差が大きく，正常でも拡大している場合があったり，しっかりとした吸気・呼気ができないと呼吸性変動が得られないことがあるので過大評価しないように注意が必要です．

3 気胸

気胸診断におけるX線の感度は52％，特異度100％であるのに対して，**エコーの感度は88％，特異度99％**であり，気胸診断においてエコーは非常に優れた診断ツールです[2]．

1) 正常肺のエコー像

肺エコーではリニアまたはコンベックスプローブを使用するとよいでしょう．健常な肺では**胸膜のラインが呼吸運動とともに水平方向に反復移動する**lung sliding を見ることができます．これは呼吸運動に伴う肺実質の動きを見ているものです．

さらにこの状態をMモードで観察してみましょう．すると，**軟部組織が海岸の砂浜，肺実質はモザイク状の波のように見え，これをseashore sign と呼びます**（図1）．また胸膜のラインが小刻みに心拍数と同期して動くlung pulse，アーチファクトの1つであるB-lineも確認することができます．

2) 気胸のエコー像

lung sliding，lung pulse，B-lineのいずれか1つでも確認できれば気胸は否定できますが，いずれも認めない場合は気胸を疑います．

気胸の肺をMモードで観察すると，**肺実質には動きがないので横一直線のラインとなり，これをstratosphere sign，通称成層圏サインまたはバーコードサインと呼びます**（図2）．さらにエコーの走査範囲を広げると，気胸と正常肺の境目であるlung pointを見つけることができ，気胸の大きさを推定することができます．

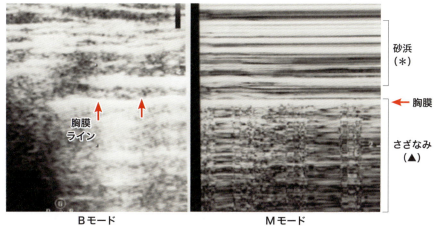

図1 正常肺エコー
Bモードでは↑の胸膜ラインが呼吸運動で水平に動く lung sliding が確認できます．Mモードでは軟部組織が線状の砂浜（*）に，肺実質がさざなみ状（▲）に見える，seashore sign が確認できます．

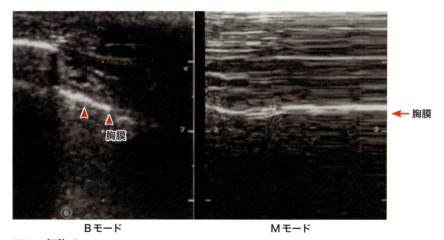

図2 気胸のエコー
Bモードでは lung sliding が消失，Mモードではすべてが線状に見える stratosphere sign（バーコードサイン）が確認できます．

👉 Point

lung point を見つけたら，気胸の確定診断となりますが，必ずしも全例で認めるとは限りません．

⚠ Pitfall

もともと胸膜癒着があったり，片肺の場合は気胸がなくても lung sliding が確認できない場合があるので，気胸と誤診しないように注意しましょう．

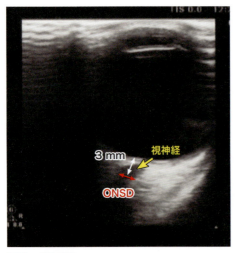

図3　ONSD
視神経（→）を同定し，3 mm後方の垂直距離を測定するとONSD（↔）が測定できます．

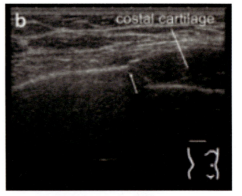

図4　肋骨骨折のエコー画像
骨皮質の不連続性と，周囲に血腫を疑う低エコーが確認できます．
文献3より引用．

4　その他のエコーを使った診察方法

1) 頭蓋内圧亢進の診察

　髄膜炎，脳炎，脳腫瘍などの頭蓋内占拠性病変で頭蓋内圧亢進を疑う場合，身体診察として視神経乳頭の浮腫であるうっ血乳頭を認めますが，眼科エコーで視神経の径，optic nerve sheath diameter（ONSD）を測定することでも頭蓋内圧亢進を予測することができます．

　測定方法としては，患者さんを仰臥位または軽くヘッドアップした状態で，リニアプローブを眼球に水平に当てます．眼球の後方に黒色帯状に見える視神経を同定し，眼球より3 mm後方でONSDを測定します（図3）．カットオフ値は文献によってさまざまですが，**5 mm以下で正常，5.7 mm以上では頭蓋内圧亢進状態を疑います**．

2) 骨折診断エコー

　骨折を疑うとき，画像検査としてはX線写真検査を行いますが，X線写真では骨折線ははっきりしないことがしばしばあります．そのような場合，痛みの部位にエコーを当てることで骨折を診断できることがあります．

　特に**肋骨骨折**はエコーでの診断が有効な骨折です．リニアプローブを使用して，圧痛を認める肋骨の走行に沿ってプローブを平行に当てます．**骨表面の不連続性や周囲の血腫を疑う低エコー**を認めた場合，骨折と診断できます（図4）．

5 おわりに

　身体診察の1つとしてエコーを活用することで，侵襲的な検査に頼らなくても，診察の精度を高めたり，確定診断に迫ることができます．自身の武器の1つとしてエコーをどんどん活用していってください．

■ 引用文献
1) 「TG18新基準掲載 急性胆管炎・胆嚢炎診療ガイドライン2018」（急性胆管炎・胆嚢炎診療ガイドライン改訂出版委員会，他/編），医学図書出版，2018
2) Ding W, et al：Diagnosis of pneumothorax by radiography and ultrasonography: a meta-analysis. Chest, 140：859-866, 2011
3) 杉山 高，他：超音波による肋骨骨折の検査法．Jpn J Med Ultrasonics, 39：305-315, 2012

■ 参考文献
1) 「こんなに役立つ肺エコー：救急ICUから一般外来・在宅まで」（鈴木昭広/編），メジカルビュー社，2015
2) 野村岳志，他：特集 ICUエコー．INTENSIVIST, 9 (1), 2017

第3章

＼私が答えます！／
医療面接の「どうすればいいの!?」

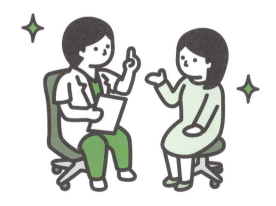

第3章 私が答えます！医療面接の「どうすればいいの!?」

1 忙しい救急外来，効率のよい病歴聴取の方法を教えてください

原田 拓

Answer

- 効率よい病歴聴取には鑑別ありき．除外すべき疾患を4～5個程度念頭におく
- 病歴聴取は手段の1つ．必要であれば診察や検査と同時並行で病歴聴取を行う
- 急がば回れ．「まず黙って30秒は話を聞く」

0 はじめに

　忙しい救急外来で「病歴をゆっくり聞く時間がない」というのは皆が悩むテーマです．救急外来は「初診や継続外来より重症な人が来る」「時間や検査の制約がある」「同時並行の作業が要求される」「情報があまりない状況で判断を迫られる」という特殊な環境です．本稿では「救急外来」でどのように効率よく病歴聴取を行えばよいかを扱います．

1 診る前に戦いははじまっている

　事前情報をみる時点ですでにもう診療ははじまっています．病院によりますが…おそらく窓口から受診した場合はトリアージの情報，救急車の場合は救急隊の事前情報が多少あってからの診察になります．主訴，年齢，基礎疾患などの事前情報が手に入った時点で鑑別ははじまります．

2 鑑別診断を何個あげればよいのか？

　鑑別を多くあげる必要はなく主訴から想起される**致死的なものを中心にまず4～5個程度**をあげればよいでしょう．
　臨床推論のプロセスは「dual processes model」といわれ，System 1（直感的思考）とSystem 2（分析的思考）の2つの要素から成るとされます[1]．詳しい説明は割愛しますがSystem 1はパターン認識やスナップショット診断のように迅速かつ効率的な利点がありますが，欠点にバイアスによる診断エラーや経験が必要で初学者に使いにくい点があります．System 2はフレームワークやアルゴリズムなどをつかった網羅的診断推論の方法です．鑑別が広くなる利点がありますが，欠点として時間がかかり，豊富な知識が必要だったり，過剰な検査をしがちな点があります[1]．

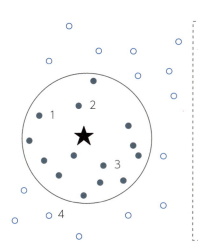

図 pivotを虫垂炎としたときのDisease map

System 1の欠点をカバーする方法として「**pivot and cluster**」という考え方があります[2]．初期に想起した直感的診断を**軸**（pivot）とし，あらかじめグループ化し似通った**鑑別疾患**（cluster）を同時に展開するという診断戦略です（図）．例を示すと…．

【pivot】	【cluster】
左尿管結石？ →	腎梗塞，腹部大動脈瘤，急性膵炎，卵巣腫瘍茎捻転，異所性妊娠
虫垂炎？ →	憩室炎，PID，胆嚢炎…
くも膜下出血？ →	**椎骨動脈解離**，RCVS，脳静脈洞血栓症，下垂体卒中
蜂窩織炎？ →	DVT，Baker嚢胞破裂，関節炎
COPD急性増悪？ →	心不全，肺塞栓，気胸

PID：pelvic inflammatory disease（骨盤内炎症性疾患），RCVS：reversible cerebral vasoconstriction syndrome（可逆性脳血管攣縮症候群），DVT：deep vein thrombosis（深部静脈血栓症）

というようにSystem 1にSystem 2を組合わせたハイブリッド方式で，迅速性を失うことなく網羅性を獲得できます．普段から（カンファレンスや上級医との振り返りで）clusterをあげるトレーニングを行っておくとよいでしょう．

経験豊富な救急医の鑑別プロセスを調べた研究があります．救急医の鑑別診断の数は4〜8個くらいで平均5個．鑑別のほとんどが診察前ないし診察5分以内に出ていて，思考プロセスのほとんどは直感的思考（System 1）という報告があります[3]．成人のワーキングメモリは3〜5個ともいわれており[4]，同時並行で考える鑑別の数は上記くらいが妥当なのかもしれません．救急のプロの研究を，初期研修医の先生に当てはめてよいか？ という考え方もありますが，私は「時間はコスト」「救急外来で重要なのは**緊急度の把握**と（特に非典型的な）**致死的疾患の除外**」という観点から，致死的なものメインに鑑別を4〜5個あげる戦略，あるいはpivot and clusterの戦略をおすすめします．

まとめると，重要なのは以下の3点です．

- 病歴聴取は鑑別診断ありき
- 多くの疾患を考慮する必要はなく，まず「除外すべき疾患」を何個（4〜5個）か考える
- System1の欠点をカバーする意味でも「セットで鑑別を覚える」を意識する

表1 痛みのOPQRST

O	(Onset)	発症様式
P	(Palliative/Provocative)	増悪・寛解因子
Q	(Quality/Quantity)	症状の性質・ひどさ
R	(Region/Radiation)	場所・放散の有無
S	(associated Symptom)	随伴症状
T	(Time course)	時間経過

3 病歴聴取にあたって強調したいこと

個人的に加えて強調したいと思っているのが，① **まず30秒話を聞く**，② **緊急性があったり診察や検査が必須であれば聴取と同時並行で進めたりする**，の2つです．

1つ目は急がば回れ「まず30秒話を聞く」[2]です．医師は平均18秒で話を遮るという報告があります[5]．やってみると意外と30秒は長い…のですが挫けずにぜひ実践してもらいたいと思います．痛みの話をされると，「それは突然ですか!?」と話を遮ってつい聞きたくなる衝動にかられますが…それを我慢しましょう．解釈モデルの話や受診動機の話がでることもありますし，遮らずに話を聞くことで患者さんの満足度にも貢献するかもしれません．まずは30秒聞いてみましょう．

2つ目は緊急性があったり，検査するのが確定であれば，診察や検査も同時並行で進めることを強調したいと思います．同時並行で行えば「病歴聴取によるタイムロス」はなくなります．具体的には…胸痛や心窩部痛の人は話を聞きながらルート確保＋採血（トリアージでとられていなければ心電図も），SAH（subarachnoid hemorrhage：くも膜下出血）を疑い急ぎでCTをとる必要があれば病歴聴取しながらルート確保（±薬剤投与）してCT室へ搬送…などです．同時並行であればタイムロスにはならず緊急疾患の同定と治療も迅速になります．

4 主訴の病歴聴取にこだわる

主訴，特に痛みに対する病歴聴取でよく使われるやり方の例に**OPQRST**（表1）があります．

この聴取方法は疼痛以外でも有用であり，加えて特にこだわるべきだと思うのは**Onset**と**Time course**の2つです．特にOnsetの「突然かどうか」，Time courseの「増悪傾向？ 波がある？ 横ばい？」といった情報が鑑別の決め手になりえます．

突然発症は「**TROP：Tear/Torsion, Rupture, Obstruction, Perforation/Penetration**」（表2）をきたす疾患の鑑別診断になり[2]，その有無は非常に重要です．漫然と「突然でしたか？」と聞くのではなく，医師にとっての「突然」なのかを確認しましょう．さまざまな聴取方法がありますが，私は「痛みが起きた瞬間何をしていたか覚えていますか？」「ドラマに出てくる心臓発作のような突然の感じできましたか？」というように聴取しています．状況

表2　突然発症のTROP

Tear/裂ける	大動脈解離，（そのほかに上腸間膜動脈や腹腔動脈解離）
Torsion/捻れる	精巣捻転，卵巣腫瘍茎捻転，絞扼性イレウス（腸間膜/腸管の捻転）
Rupture/破裂	腹部大動脈瘤破裂，肝細胞癌破裂，異所性妊娠，卵巣出血，卵巣嚢腫破裂
Obstruction	上腸間膜動脈の塞栓/閉塞，腎梗塞，脾梗塞，尿管結石
Perforation/Penetration	消化管穿孔

T：Tear/Torsion, R：Rupture, O：Obstruction, P：Perforation/Penetration

を交えて聞き直すとじつは突然ではないということはよく経験します．

　Time courseの聴取も非常に重要です．増悪傾向かどうか，どこでどの随伴症状がでたか，症状の順番なども鑑別に重要です．例をあげると，典型的な虫垂炎の症状の順番は①疼痛，②悪心・嘔吐，③圧痛，④発熱，⑤白血球上昇であり，逆に痛みより嘔吐が先行してあれば虫垂炎は否定的といわれています．大動脈解離は発症した瞬間が最強の痛みのことが多く，増悪傾向になりにくいです．紙に症状の経過を書き，患者さんに確認してもらうのも有用です．

5　さらなる+αを

　症状が複数あるときは「一番つらい症状はなんですか？」と聴取したり，医療者側からみて重大そうな症状を軸に考えるのがおすすめです．嘔気と胸部違和感で受診したら，患者さんにとっては嘔気がメインでも胸部違和感を意識した対応の方が優先されます（表3）．これに関してはほかの稿を参照してください．

　病歴聴取はアートな部分が多分にあります．マニュアルに沿ったチェックリスト問診ではなく，患者さんや症例に応じた病歴聴取を日々試行錯誤していくのがよいと私は考えています．患者背景，社会歴，受診動機や自己解釈モデルの聴取や，患者さんの病歴を反復して確認したり，最後に病歴を要約して確認したり…どれもこれも重要です．王道に近道なし，何よりも大事なのは自分で振り返りをすることや**他者からのフィードバックを受ける**ことなのかもしれません．

6　おわりに

　救急外来だと，普段の診療よりさらに「時間」「致死的疾患の除外」というものを意識せざるをえないと思います．今回は「急がば回れでまず30秒聞く」「鑑別は致死的疾患を中心に4〜5個程度」「診察や検査が必須であれば同時並行ですすめる」の3つを強調させていただきました．

表3 主訴とそれに対する致死的疾患の例

主訴		
頭痛	くも膜下出血 椎骨動脈解離 髄膜炎	側頭動脈炎 緑内障 CO中毒
頸部痛	くも膜下出血 椎骨動脈解離 急性冠症候群	高安病/側頭動脈炎 頸髄硬膜外血腫
喘鳴	心不全 肺塞栓 上気道閉塞	COPD急性増悪 喘息
喀血	結核 気管支拡張症	肺癌 血液凝固異常
発熱	中枢神経感染症 肺炎 胆道感染症	尿路感染症 皮膚軟部組織感染症 感染性心内膜炎
発熱＋咽頭痛	扁桃周囲膿瘍 急性喉頭蓋炎 口底蜂窩織炎	Lemierre症候群 咽後膿瘍
胸痛	急性冠症候群 肺塞栓 大動脈解離	急性心外膜炎 食道破裂 緊張性気胸
心窩部痛	急性冠症候群 虫垂炎 肝胆膵疾患	異所性妊娠 上部消化管穿孔
腰痛	大動脈解離 大動脈破裂 脊髄圧迫	脊椎/脊髄感染症 急性膵炎 悪性腫瘍
嘔気	くも膜下出血 急性冠症候群 妊娠	高カルシウム血症 糖尿病性ケトアシドーシス 薬剤性
失神	消化管出血 異所性妊娠 肺塞栓	くも膜下出血 大動脈解離 Adams-stokes
めまい	小脳梗塞 小脳出血	延髄外側症候群

文字色の薄い疾患は，致死的だが重要度の低いものを表す．

■ 引用文献

1) 志水太郎, 松本謙太郎, 徳田安春：直感的診断の可能性 DEM International Conferenceに参加して．医学書院, 2012
   http://www.igaku-shoin.co.jp/paperDetail.do?id=PA02965_02
2) 「診断戦略：診断力向上のためのアートとサイエンス」（志水太郎/著），医学書院, 2014
3) Pelaccia T, et al：How and when do expert emergency physicians generate and evaluate diagnostic hypotheses? A qualitative study using head-mounted video cued-recall interviews. Ann Emerg Med, 64：575-585, 2014
4) Cowan N：The magical number 4 in short-term memory: a reconsideration of mental storage capacity. Behav Brain Sci, 24：87-114; discussion 114-85, 2001
5) Beckman HB & Frankel RM：The effect of physician behavior on the collection of data. Ann Intern Med, 101：692-696, 1984

第3章 私が答えます！医療面接の「どうすればいいの!?」

2 複雑な病歴の場合，どの情報が重要なのか，振り分けのコツを教えてください

池垣俊吉，片岡裕貴

Answer
- 病歴がややこしいときは，主訴に立ち戻ろう
- 漠然とした訴えは何を指しているのか意識して聴取しよう

0 はじめに

病歴聴取をするとき，われわれは患者さんの言葉を拾いながら，診断への鍵となる重要な情報＝「key fact for diagnosis」を無意識のうちに選び出して[1]，鑑別診断のプログラムを走らせています．例えば下記の症例のようなモヤモヤした病歴の患者さんに出会ったときでも，何が鍵になるのか考えることが診断への糸口となるはずです（図）．

症例
日照りが続いたある夏の日．外で土木作業をしていて「倒れて気を失った」という患者さん（55歳男性）が救急室に運ばれてきました．頭痛もあるようですが突然発症でもなければ人生最悪の頭痛でもなく，意識は清明です．昨日も同じように外で作業していてだんだん頭が痛くなりフラフラするため受診し，熱中症の診断で補液され軽快・帰宅となっていました．

1 やっぱり主訴は大事

鍵となる情報の基本は，やはり**主訴**です．主訴は患者さんが一番困っていることを指し，それ自身鍵になっていることが多いものです．何が主訴なのかわかりづらい場合，ついついこちらが解釈しやすい症状を主訴にしてしまうことがありますが，病歴の掴みにくい患者さ

「鍵」となる情報	走らせるプログラム
突然の胸痛	killer chest pain の原因をすぐに見つけにいかなくては…
慢性の倦怠感＋体重減少＋微熱	悪性腫瘍，結核，甲状腺機能異常などを引っ掛けていこう…
今朝からのふらつき	？？？

図 鍵となる情報と走らせるべき鑑別診断のプログラム

んこそ，「今日ここにきたのは何が一番しんどい（つらい）/気になるからですか」ということをしっかり確認しましょう．**予診表の記載と主訴は微妙にズレていることも多いので，患者さん自身の言葉で説明してもらうべきです**[2]．

> **症例のつづき**
>
> 「また頭痛か…昨日と同じ状況だし熱中症だろうな」と思いこんでいたのですが，診察していたら対光反射にわずかに左右差があることを発見．頭部CTを撮像したところ，くも膜下出血だったことがわかりました．振り返ってみるとその日の受診の主訴は「倒れて気を失った」ことでした．「頭痛を伴う失神」と言われたらくも膜下出血を疑う[3]はずですが，「昨日と同じ頭痛」と考えてしまい，危うく誤診するところでした．

👆 Point

主訴は患者さんが一番困っていること．患者さん自身の言葉で語ってもらおう．

2 時間経過の聞き方

診断のプログラムを起動する鍵として不可欠なのが時間経過です．突然発症・急性・亜急性・慢性のいずれかで，走らせる鑑別診断のプログラムがまるで異なります．訴えがいろいろある場合，いつからの症状なのか前後関係を明らかにすると，関連や因果関係を推測しやすくなります．

突然発症をみたら，どんな症状であるにせよ考えるべき病態は**「切れる・裂ける・破れる・捻れる」**のいずれか（第3章-1参照），つまり緊急事態です．「急に起きた」というのが本当に突然発症かどうかはしつこく確認しましょう．「そのとき何をしていましたか」といった，突然発症を引っ掛けるための質問は，何度も言い方を変えて尋ねてみるべきです．一方慢性的な症状で「腰が痛いのは前からや」などという場合でも，「前から」の幅は人によって異なります．患者さんがうまく表現できない場合は「1カ月前の今頃はどうでした？」のように具体的な時期を指定して思い出してもらうとよいでしょう．以前からの症状であっても，性状や程度が変わっているなら重要度が増します．

いろいろな症状があって現病歴のはじまりがはっきりしない場合**「普段と体調が違う，何か変だと思ったのはいつごろですか？」**という聞き方[1]をよく使います．

（昨日の受診時を振り返ってみると…）
「頭が痛くなった瞬間に何をしていましたか？」
「特に何もしていないです」
「何かの拍子に，あっ，頭痛い…という具合ではなかったですか？」
「いや，仕事をしていて，何か頭が重たいなぁと思ってたらなんとなく痛くなってきたんだ」

昨日の受診時は確かに突然発症ではなかったようです．これは警告出血による頭痛ではなかったのかもしれません．

3 訴えが曖昧で鍵がはっきりしないとき

患者さんの訴えが漠然としていて，どのプログラムを走らせるべきかはっきりしないことがあります．例えば前日受診の際の「フラフラする」という訴えは厄介で，浮動性めまいのことなのか，失調症状があるのか，筋力低下があるのか，あるいはただたんに倦怠感という意味なのか，とさまざまなことが考えられます．ここで正しく解釈しそこねると，誤った鍵を手にしてしまいかねませんから，こんな訴えをみたら何を指しているのか注意して詳しい病歴聴取をしましょう．ただしこのとき，「それはつまり○○ってことですか？」といったclosed questionを多用すると誘導尋問になってしまうことがあるので，まずは**患者さん自身の言葉で説明してもらうのがよいと思います．**

ちなみに，こういった**症状をカルテに記載する場合，主訴としてはあくまで「ふらつき」にしておくべき**で，「筋力低下」などは避けるべきです．あなたが解釈を間違えた場合に，誰かが指摘してくれる余地が生まれるからです[2]．

「しんどい（つらい）」あるいはご家族から見て「弱ってきた」というのも，漠然としていて難しい訴えの1つです．これは患者さんがうまく症状を表現できない状態ですが，やはりはじめはopen questionで「例えばどのようなことができなくなって困っていますか？」といった問いかけで，自発的に具体的な症状を語ってもらいましょう．

> 曖昧な訴えは，何を指しているのか注意深く探る．誘導尋問にならないように気をつけよう．

4 まとめ

鍵の入口として主訴と時間経過を大事にして，漠然とした訴えは何を指しているのかはっきりさせよう，という内容でしたが，実際には鍵となる情報が後から判明するのも頻繁にあることです．そのため，病歴だけでなく診察や検査結果も含めて鍵を見つけにいく必要があり，こう言うと身もフタもありませんが経験が大事なのだと思います．

余談ながら，最近人工知能が再び脚光を浴びており，そのうち病歴聴取も診断も人工知能がやってくれるのではないかと思いたくなります．鑑別診断を自動化するシステムは存在するもののまだ実用的とは言い難く[4]，近い将来可能になったとしても，きっと心電図の自動診断みたいなもので，それに任せきりにはできないでしょう．だから，われわれはまだまだ病歴聴取の技術を磨く必要があるのだと信じています．

引用文献

1)「診断戦略：診断力向上のためのアートとサイエンス」(志水太郎/著)，医学書院，2014
2)「サパイラ 身体診察のアートとサイエンス」(Jane M. Orient/著，須藤 博，他/監訳)，医学書院，2013
3) Fontanarosa PB : Recognition of subarachnoid hemorrhage. Ann Emerg Med, 18 : 1199-1205, 1989
4) Zakim D : Development and significance of automated history-taking software for clinical medicine, clinical research and basic medical science. J Intern Med, 280 : 287-299, 2016

第3章 私が答えます！医療面接の「どうすればいいの!?」

3 Review of systems の上手な活用法を教えてください

原田侑典

Answer

- 診断がつかないときこそ review of systems をとろう
- Review of systems で予期しなかった症状が陽性であることがわかれば，推論をはじめからやり直してみよう

0 はじめに

　　Review of systems（システムレビュー，以下ROS）は正しく診断するための補助ツールであり，重要情報の聞き漏らしを防ぐ有用な診断エラー防止システムでもあります．的を絞った病歴聴取で聴取することができず，ROSによってはじめて情報を得ることができたという経験を詳細に振り返ることで，病歴聴取と臨床推論の技術が向上していくことでしょう．

1 症例・事例

症例

32歳男性，発熱・関節の痛み．5日前から39℃台の発熱と両側上下肢の関節痛を認め来院した．

研修医A：今日はどうなされましたか？
男性：熱があるのと手と膝が痛くて….
研修医A：熱と関節の痛み以外に症状はありますか？
男性：ないです…とにかく熱と痛みがひどくて．
研修医A：ほかに気になることはないですか？
男性：ないです…熱と痛みだけです．
研修医A：（鑑別が思いつかないな．あまり話さない人だし，身体診察して検査すれば何かわかるだろう）

　　「発熱」のように頻回に遭遇する主訴であっても，病歴聴取で何を聴くべきか迷うことは多いのではないでしょうか．特に，局所の症状や所見に乏しい場合はどこに焦点を絞って病歴聴取すればよいのかわからず，鑑別疾患を想起しないままに定型の身体診察や検査に進んでしまい，その結果が特異的なものでなく，さらに悩むことになったという経験は誰にでもあ

ると思います．このような状況を打破するための有用なツールがROSであり，診察時間をほんの数分延ばすだけで迷宮入りを防いでくれます．

2 どのような患者さんにとる？

1）全身スクリーニングとして

一般的にROSは主訴にかかわる症状のさらなる抽出のためではなく，主訴とは関連しないけれども患者さんの健康に重大な影響を及ぼす病態が存在しないかどうかを探るためのツールとされています[1〜2]．よって，時間が許す限り全例とるのが望ましいと思われます．

しかしながら，ROSで得た情報がその後の管理に役立つか否かについては定かではないことから，年齢や性別，既往歴などからリスクが高いと判断できる疾患に関連した症状のみ聴取する方法でよいのではないかという意見もあります[3]．

2）「診断がつかない」ときこそROS

一方で，外来診療の場面や，病歴聴取を学ぶ発展途上にある人の診療場面を想定すると，ROSをとるべきここぞという状況は「診断がつかないとき」，「複数の疾患が想定されるとき」，「高齢者を診察するとき」と考えてもよいのではないかと思います（表1）．なかでも，**「診断がつかないとき」は必ずROSをとるべき状況**と言ってもよいのではないでしょうか．「診断がつかないとき」には，日本の臨床現場ではとりあえず全身CT検査をされがちですが，

表1　review of systemsをとるべき状況とその役割

ROSをとるべき状況	ROSの役割
①診断がつかない	
A．的を絞った病歴聴取で情報を聞き漏らしていると感じるとき	
1）想起する鑑別疾患で起こりうる症状がわからないとき	見落とし症状の確認
2）いくつかの症状に意識が向き過ぎている患者さんだと感じるとき	患者さんが意識していない症状の聞き漏らしを防ぐ
3）十分に情報を聴いたと思うのに何か違和感が残るとき	同じことをくり返し聴くことで症状を思い出してもらう
B．的を絞った病歴聴取ができないとき	
1）患者さんの訴える主訴に対する病歴聴取に慣れていないとき	全体的な情報収集の補完
2）主訴が不明瞭なとき	主訴の同定
②複数の疾患が想定される，または併存疾患が複数ある	
1）的を絞った病歴聴取で得られた情報が1つの疾患で説明付けられないとき	隠れた陽性症状の有無の確認
2）併存疾患が複数の臓器に影響をもたらす疾患であるとき	罹患臓器の確認
③高齢者の診察	
1）入院するとき	全身のスクリーニング
2）会話が散漫になるとき	ルールに沿って確認することで制限時間内に情報を聴取する

ぜひ読者の皆さんはベッドサイドに戻ってROSを確認してほしいです．ROSを除いた病歴聴取で診断がつかないときに想定される状況は，的を絞った病歴聴取で情報を聞き漏らしているか，そもそも的を絞った病歴聴取ができないときの2つです．前者は主体となる症状に意識が集中し過ぎていると感じられる患者さん，自己免疫疾患・特殊な感染症・神経疾患・内分泌代謝性疾患・先天性疾患が疑われる患者さんでよく起こります．これらの患者さんでは，それまでの病歴聴取で聴くことができていなかった症状をROSで聴き出せる可能性がありますし，膠原病のように多彩な症状を呈する疾患の場合にはROSを用いないとすべての関連症状を漏らさず聴きとることは専門家でも困難ですので，すべての項目のROSをとることをお勧めします．なお，私の個人的な経験によるものですが，患者さんがいくつかの症状に意識が向き過ぎていると感じるときや，すべて聴ききったと思うのに何だか違和感が残るときも，ROSの出番だと思います．

　一方，そもそも的を絞った病歴聴取ができない場合は病歴聴取の経験不足が大きなウェイトを占める問題であり，このように感じる間は**ROSをとること自体が的を絞った病歴聴取のためのトレーニングにもなりますし，適切に診断をつけるためには不可欠**と考えてROSをとりましょう．

　なお，高齢者の場合など複数の問題を抱えている例も多いため，たとえ診断が1つ判明したとしても残りの重大な疾患が隠れていないか確認する目的でやはりROSをとることが重要となります．

Point

診断に自信がないとき，複数の疾患を抱えている可能性があるとき，膠原病のように多彩な症状を呈する疾患の可能性があるときには全項目のROSをとりましょう！

3　スムーズなとり方

1) 初心者にお勧めの方法〜チェックシートを有効活用〜

　慣れていない間はチェックシートを用いるようにするのがスムーズにROSをとるためのポイントです．この場合は，病歴聴取から身体診察に移行する前の段階で，「診察に移る前に，お困りのことと関係があるほかの症状を見つけるために，全身のいろいろな症状について質問をさせてください」などと言葉をかけ，「漏れがないように紙を見ながら質問しますね」と言ってROSをとるようにすると，紙を見ながら話すという違和感を減ずることができるでしょう．

　なお，チェックシートを机の上に置いて，自分と患者さんが一緒にチェックシートを見ながら症状の有無を確認するというスタイルも，時間短縮につながる有用な方法かと思います．また，チェックシートに性行為歴などの聞き出しにくい項目を入れておくと，確認しやすくなります．

2) ROS聴取に慣れてきた人にお勧めの方法〜身体診察と一緒に〜

ROSの聴取に少し自信がある人の場合は，身体診察をしながら項目を聴き取るとよいでしょう．ただし，胸の音を聴きながら，腹部の圧痛を確認しながら聴取すると医師も患者さんも意識が散漫になるので，五感を研ぎ澄ませる必要がある診察の途中にはROS聴取を挟まないように注意しましょう．また，身体診察をしながらのROS聴取では全身症状（倦怠感，汗，温度感覚，睡眠状況，体重変化など）など一部の項目を聞き漏らしやすいため，**身体診察を終えた後に必ずチェックシートを見て残りの項目について聴取する**ことがポイントです．

> ⚠️ **Pitfall**
>
> 身体診察をしながらのROS聴取では，身体診察への妨げにならないようにすることと，全身症状の聞き漏らしに注意しましょう！どんなに慣れていると思ってもチェックシートを用いる方が安全です．

4 思わぬ症状が陽性だった場合の話の展開のしかた

ROSの項目をすべて聴取すると思わぬ症状が判明することがありますが，このような場合でも**焦らず臨床推論の基本に立ち返りましょう**（表2）．その症状は現在想起する疾患によって起こりうるか，何らかの症候群として考えれば一元的に説明できるか，内服薬の副作用ではないか，もともとの併存疾患による症状ではないかということを考えると，大抵の場合は自分の考えの不足がもたらした結果の「思わぬ症状」であることがわかります．

そこまで考えてもやはり「思わぬ陽性症状」である場合は想起している鑑別疾患が誤ったものである可能性が高いので，「その症状についてもう少し詳しくお話してくださいますか」と言って，もう一度最初から病歴聴取を行うつもりでオープンクエスチョンに戻りましょう．その結果，現在の問題に関してはあまり重要ではない症状だという結論に至った場合には，「その症状は今回お困りの問題とはあまり関連しないようですので，もし相談が必要でしたら

表2 review of systemsで思わぬ症状が陽性だったときの考え方

	原因	対応
①知識不足	その症状が想起する疾患で起こることを知らない	教科書などの資料で，想起する疾患の「症状」の項目を確認する
	複合疾患の存在を知らない	教科書などの資料で，想起する疾患に合併しやすい病態や，想起する疾患を含んだ症候群が存在しないか確認する
②病歴聴取の不足	既往歴や併存症を聞き漏らしている	ROSで判明した陽性症状を説明できる既往がないか確認する
	内服薬について聞き漏らしている	ROSで判明した陽性症状が内服薬による副作用ではないか検討する
③診断仮説の誤り	現在考えている鑑別疾患群に正しい診断が含まれていない	ROSで判明した陽性症状を説明できる疾患を新たにあげ，情報を集め直す

改めてお話させてください」などのような伝え方をして，残りの項目のROS聴取に戻りましょう．

> 👉**Point**
> どんな症状も一度は関連を考えることが必要ですが，関係ないと思ったら素直にそのことを患者さんに話して次に進みましょう！

5 おわりに

　診断をつけるためにという意識をもってROSをとり続けていると，症状の組合わせのパターンが蓄積されていく感覚がわかると思います．慣れないうちは時間もかかりますが，正しい診断をすばやくつけられるようになるための第一歩だと思って，診断に困ったときは面倒がらずにROSをとっていきましょう．

引用文献

1)「聞く技術 答えは患者の中にある 第2版」(Henderson M，他/編，山内豊明/監訳），日経BP社，2013
　↑病歴聴取についての総論と具体的な各論を学べます．
2) 仲里信彦：システムレビュー．日本プライマリ・ケア連合学会誌，33 (2)：153-154，2010
　↑ROSの利用方法についてまとまった説明があります．
3) Adult Review of Systems（ROS）
　https://meded.ucsd.edu/clinicalmed/ros.htm
　↑ROSの項目ごとに考えるべき病態が載っています．

第3章 私が答えます！医療面接の「どうすればいいの!?」

4 一生懸命説明したのに，患者さんが全然理解できていません

芥子文香，高田史門

Answer
- 一般的な医療用語に関する，医療者と患者さんの認識のズレを意識しましょう
- 患者さんが適切に理解するまで諦めない姿勢が大切です

0 はじめに

研修医として病院で働くようになると，患者さんに病状説明をする機会が多くなります．しかし，医学知識のない患者さんに対して説明するのはとても難しく，しばしば理解が不足していたり，誤解していたりする場面に出会うことがあります．

以前，電車に乗っているときに席に座っていた2人組の中年女性の会話が聞こえてきました．

> **女性A**：コレステロール？ 私，高血圧と高脂血症は言われたことあるけど，コレステロールは言われたことないわ
> **女性B**：そうなの？ 私コレステロールが毎回引っかかって．テレビ見てたら心筋梗塞になりやすいって言ってたし，怖いから内科にかかろうと思ってるの

病院では，自分で自覚している以上に，医療現場でしか使われない言葉が蔓延っています．上で示したような会話は珍しいことではありません．もちろん，医師はできるだけ一般的な表現に置き換えて説明しようと努めます．しかし，**われわれが使っている「一般的な表現」と患者さんの「一般的な表現」に乖離がある場合があります**．

この，患者さんと医療者の「一般的な表現」の差を埋めるためには，闇雲に「気をつける」だけではうまくいきません．また，この差を埋めるために説明が冗長になってしまうと，一番伝えたいことがぼやけてしまう可能性があります．病状説明の際に押さえておくべきポイントを以下に記載します．

1 説明する前に，あえて質問する

患者さんにいきなりたくさんの情報を伝えても，患者に聞く準備ができていないと，ほとんど残りません．また，患者さんに配慮したつもりで「わからないことがあれば，途中で聞いてください」と前もって伝えても，関係性が築けていない相手に，なかなか途中で聞きづ

表　医療従事者と患者で認識が異なる言葉の例

ショック	急な刺激を受けることだという誤解（46.5％） びっくりすることという誤解（28.8％） ひどく悲しんだり落ち込んだりすることという誤解（23.9％）
頓服	鎮痛剤（痛み止め）のことだという誤解（34.1％） 解熱剤（熱冷まし）のことだという誤解（33.4％）
貧血	「脳貧血」の意味で捉えている場合がある（67.6％） 食事やサプリメントで鉄分を補えばよいと考える人がいる

文献1を改変して転載．

らいものです．病状説明をする前にあえて「今の気分はいかがですか？」や「大変でしたね」などの質問で入ると，患者は安心し，説明に集中して聞いてもらえる環境が整います．

2 患者さんが誤解しやすい言葉や，理解しにくい言葉を自覚する

　一般的に使われる言葉でも，医師と患者で異なる解釈をしている言葉は，多数あります（表，第3章-15も参照）．

　文献1には，患者さんが誤解しやすい原因ごとに「病院の言葉」を種類分けし，掲載されており，どのような言葉が誤解されやすいのか，どういう説明をすれば理解されるのかが把握できます．また，書店に置いてある非医療者向けの医療の本にも，誤解しやすいポイントなどが記載されており，説明するときの参考になります．

3 細かい正確さにこだわりすぎない

　説明は，長くなればなるほど，重要なポイントがぼやけてしまい，一番伝えたいことが伝わらないという事態が発生します．あまり長い時間説明しても，患者さんの集中力がもちません．上級医の家族説明を横で聞いているときに，無性に眠くなってしまったことはありませんか？

　患者さんにとって，すべての説明を医学的に正確に理解するのは，必ずしも重要でありません．本当に伝えたいポイントを正確に説明するよう心がけるのは大切ですが，**周辺の情報を，あえて大雑把に説明する工夫**も，ときには重要です．

4 一度で説明しきろうと思わない

　上級医の病状説明に同席し，長い説明を聞いた後に，いきなり「今の内容，カルテに書いておいて」と言われ，内容をすべて記憶できておらず慌てた経験はありませんか？医学知識がある程度ある研修医でさえ，説明が終わった後にすべて思い出すことができないのに，医

学知識のほとんどない患者さんや家族に説明したところで，正しく理解して記憶してもらうのは困難です．患者さんも医師が真剣に説明してくれたことは理解しているので，理解できなかったことを隠そうとする場合も少なくありません．**説明に同席していなかった看護師などのほかのスタッフに，「先生からなんて説明されました？」と聞いてもらう**ことで，患者さんがどこまで理解できたかを把握することができます．これにより，自分の説明内容に対するフィードバックを受けることができ，理解が不十分な部分に関しては後で何度でも説明することができます．

5 内容を紙に書き出す

紙に書きながら説明しておくと，患者さんが後から見返したときに説明内容を思い出しやすくなるため，より一層理解が深まります．**病気の名前や治療法などの専門用語をあえて正確に記載し，読み仮名を振っておく**ことで，患者さん自身が人に説明したり，疾患を検索したりすることもできるようになります．また，後々患者さんが他疾患で他病院を受診した際などに，医療者に伝わりやすくなるかもしれません．

> ⚠️ **Pitfall**
>
> **平易な表現で伝えることや，大きな声ではっきり説明することと，子どもに話すように伝えることは全く違う**
>
> 医師に限らず，高齢の患者さんや耳の遠い方などに対して，子どもに話すような口調で説明する医療従事者は多いです．相手は成人であり，自分より長く生きてきた方であることを心に留め，説明する必要があります．お客様のように接するなど，過度に敬い距離をとる必要はありませんが，少なくとも年上の方が敬語で話しているのであれば，こちらも適切な距離感をもって丁寧に接することが当然であり，重要です．

6 おわりに

「患者さんが全然理解できていない」のは，医師の責任です．相手の理解が悪いことは，十分に説明しなくてよい理由にはなりません．患者さんが適切に（≠正確に）理解するまで諦めない姿勢が大切です．ですが，最初からうまく説明できる人なんていませんし，相手により方法を使い分ける必要もあります．まずはベッドサイドでの毎日の会話のなかで試行錯誤し，さらにほかの医療従事者の説明を盗み聞きしながら，積極的に説明の技をとり入れていきましょう．

■ 文献・参考文献

1) 国立国語研究所「病院の言葉」委員会：「病院の言葉」を分かりやすくする提案．
   http://www2.ninjal.ac.jp/byoin/teian
2) 「医者になったらすぐ読む本」（奥田弘美/著），日本医事新報社，2011
3) 「親ががんになったら読む本」（山口建/著），主婦の友社，2015

第3章 私が答えます！医療面接の「どうすればいいの!?」

5 認知症が疑われる患者さん，どうしたらいいのですか？

根本隆章

Answer

- 加齢による物忘れや仮性認知症と本物の認知症を区別する
- 認知症のように見える治療可能な疾患を見逃さない
- 認知症の病型診断を行い，適切な診療方針を立てる

0 はじめに

　認知症は，さまざまな診断基準が提唱されています[1]が，要約すると**記憶障害に加え，思考，判断，行動障害があり，日常生活に支障をきたしている状態**です．よって，認知症患者さんは基本的に病識をもっていることは少なく，周囲の人間に促されて受診に至ることが多いです．病歴聴取を行う際に，記憶障害や奇妙な言動を認めたら，必ずその患者さんの生活を一番熟知している方（主介護者，場合によっては，ご家族よりも施設職員やヘルパーさんも該当します）から情報確認を行い，情報の信憑性を確認します．患者さんの訴えの信憑性が低い場合は，主介護者から情報を聴取し，積極的に日常生活動作を含めた病歴を聴取します．

1 症例

> ある日，高血圧で治療中の76歳女性の新たな訪問診療の依頼がきて，研修医N先生も面談に同席することになりました．
> **研修医N**：はじめまして．医師のNです．
> **長男のお嫁さん**：今まで近くのクリニックに通院していたのですが，最近，迷子になって一人で帰れなくなったり，高血圧ではないと言い張るので，通院を止めてしまったのです．それで，訪問診療をお願いしました．お手数ですが，よろしくお願いします．
> **研修医N**：そうですか．それは大変ですね．ほかに何か気になる点や困っていることはありますか？
> **長男のお嫁さん**：以前は穏やかな性格だったのですが，最近，怒りっぽくなってきて．
> **患者さん**：先生，私は至って元気ですよ（ニコニコ）．
> **研修医N**：（血圧だけの問題ではなさそうだぞ．どうやって診療を進めればよいのだろう？）

2 認知症診療の流れ

　日常診療において，高齢者の記憶障害や高次脳機能障害，見当識障害を目の当たりにすると認知症という一括りの疾患に当てはめてしまい，診断の早期閉鎖となっている研修医が度々見受けられます．認知症のように見える別の疾患や，認知症のなかにも特異的な治療が存在する疾患を見逃してしまう可能性があり，望ましいことではありません．また，認知症のタイプによって，対応方法も若干異なりますので，病型診断を行うことも重要なことです．
　前述の「**症例**」のように，何らかの理由で認知機能が低下している患者さんを診療したときには，

①加齢による物忘れや仮性認知症（うつ病）を除外する
②認知症のように見えて，治療可能な疾患を鑑別する
③認知症の病型診断を行う

という流れで診療を進めます．
　そのなかで病歴聴取は重要な位置付けにあり，本稿では何を聴取すればよいのかを解説していきたいと思います．

3 病歴聴取のポイント

1) 加齢による物忘れや仮性認知症（うつ病）を除外する

　認知機能の経過やその障害に関する内容（主介護者が具体的に何で困っているかを聞くと病的な情報を聴取しやすくなります）に加えて，頭痛や倦怠感，抑うつ気分，不眠，希死念慮などの**随伴症状の有無**も詳細に病歴聴取を行う必要があります．表1に記載した内容を必ず確認するようにしてください．

2) 認知症のように見えて，治療可能な疾患を鑑別する

　治療可能な認知症と言われる疾患は，報告によって差異はありますが，最大で認知症全体の20％を占めると言われています[2]．このなかには，せん妄も鑑別に含まれるため，基本的

表1　加齢による物忘れや仮性認知症と認知症の鑑別点

	認知症との鑑別点
加齢による物忘れ 物忘れの症状/認知症の症状	物事を思い出せない/長期にやり慣れている作業ができなくなった はじめての町で迷う/行き慣れた道で迷う 3つのことを言われると忘れる/2つのことを言われると忘れる 涙もろくなる/なぜ怒っているのか了解不能
仮性認知症（うつ病）	頭痛や倦怠感を伴うことが多い 質問に答えられなくても，取り繕いがない

表2 認知症の病歴診断のキーポイント

疾患	聴取の決め手
アルツハイマー病	行き慣れた道に迷う
レビー小体型認知症	幻視 薬物の副作用（薬剤過敏） 　※市販薬で眠気，抗うつ薬での消化器症状など よく眠ってしまう（嗜眠） 原因不明の意識消失発作
脳血管性認知症	感情失禁 夜間のせん妄
ピック病	お店で支払いを忘れる（盗癖） 他人の食事に手を出す（盗食） 病的に甘いものを食べる，早食い 行動に衝動性を伴う 人ごみで興奮する 独りにされると怒り，後ろをついてくる

これらのキーポイントを聴取したら，病型診断に準じた治療を考えます[5]．

には意識障害に準じた鑑別診断を行いますが，ピットフォールをおさえておくと，効率のよい診療を行えます．

このピットフォールに陥りやすい疾患としては，**硬膜外血腫や正常圧水頭症などの頭蓋内疾患，甲状腺機能低下症，ビタミンB_1，B_{12}欠乏症，梅毒，薬剤性認知障害**などがあり，認知症を疑った場合には一度は考えるようにしてください．

1) で述べた内容に加え，既往歴，随伴症状（歩行障害，尿失禁や高次脳機能が重要です）の有無，詳細な薬歴，食事摂取歴，飲酒歴，転倒歴，ときに過去の性交渉歴について，詳細に病歴聴取を行う事が重要です．

コツ

> 認知機能低下の原因は複数に及ぶこともあり，また病歴聴取のみでは除外診断が難しいため，頭部CT，甲状腺機能（TSH，FT_4），ビタミンB_1，B_{12}の血中濃度，RPR，TPHAの測定を筆者は行うようにしております．

3) 認知症の病型診断を行う!!

これらの除外診断を行った後は，**頻度の高い認知症の病型診断**を行います．認知症をきたす疾患で頻度の高いものは，アルツハイマー病，レビー小体型認知症，脳血管性認知症，前頭側頭型認知症の一部のピック病です[3]．これらの疾患は，マネジメントが異なるため，認知症として一括りに扱うのではなく，どの病型に属するのかを意識すると認知症診療のレベルがグッと上がります．また，これらは合併することもある[4]ので，各タイプに生じうる症状や所見を確認し，ロジカルに考えることも重要です．各疾患に特異的な聴取事項を**表2**にまとめます．

4 おわりに

　超高齢社会となった日本では，認知症患者の増加は急増し，専門医のみでは対処が困難な現実があり，プライマリケアにかかわる医療従事者の認知症診療のレベル向上が望まれています．

　認知症患者を抱える家族の負担は大きく，ときに認知症診療では，根本治療のみでなく，対症療法も重要な治療となります．介護者が何に困っているのかを常に聴取し，上記に述べた流れで認知症の診断を行い，介護者の負担を軽減するような処方や社会サービスの導入も検討できるようにしていただければと思います．

◾ 引用文献

1) 「認知症疾患診療ガイドライン 2017」（日本神経学会/監，「認知症疾患治療ガイドライン」作成合同委員会/編），医学書院，2017
2) Tripathi M & Vibha D：Reversible dementias. Indian J Psychiatry, 51 Suppl 1：S52-S55, 2009
3) Buffington AL, et al：Dementia: an evidence-based review of common presentations and family-based interventions. J Am Osteopath Assoc, 113：768-775, 2013
4) Nadeau Y & Black SE：Mixed dementia: the most common cause of dementia? Can J Diagn, 27：35-44, 2010
5) 「コウノメソッドでみる認知症診療 第2版」（河野和彦/著），日本医事新報社，2017

第3章 私が答えます！医療面接の「どうすればいいの!?」

6 意識障害の患者さんからの情報収集ができません…

菊池航紀，田中孝正

Answer
- 病歴聴取は意識障害の病態を意識して，日常を理解している人に聴く！
- 病態に迫る病歴聴取，それは「SAMPLE」！

1 はじめに

　意識障害患者では，本人からの病歴聴取が十分にとれないことが多くあると思います．そのような状況では，**家族・目撃者・医療スタッフ・救急隊**など，**本人以外**からの情報収集が，病態を突き詰める鍵になります．相手が患者本人ではないことから，病歴聴取には制約があり，効率よく・系統的に行うことが大切です．そのためには，意識障害の病態をイメージして聴取する必要があります．ここでは，意識障害の病態を考えたうえで，「SAMPLE」を軸にして病態に迫る質問のしかたを提案します．

2 意識障害の病態

　脳は辺縁系と大脳皮質で意識の内容を，脳幹に存在する上行性網様体賦活系の働きで意識のレベルを保っており，その間は視床を通る神経線維がつないでいます．そのため，意識障害は広範な大脳の障害，両側視床の障害，あるいは脳幹の障害で生じます[1]．その病態としては，大きく脳血管障害や脳腫瘍など，脳実質の障害によるもの（一次性脳障害）と，循環障害，低酸素，代謝・中毒など，脳周囲環境の障害（二次性脳障害）に分かれます[2]．これらを病歴聴取で分けるのは**巣症状の有無**が最も代表されますが，さらにそこから病態を絞り込むためには時間経過，ほかの随伴症状，既往歴，薬剤歴が必要です．

Point
意識障害の病態は脳実質か脳周囲環境かを考えながら聴取する．

3 「SAMPLE」で病態をつきつめる（表）

　「SAMPLE」とは，頭文字をとった，病歴聴取全般でよく使用されるゴロ合わせです．**表**では，**意識障害患者の鑑別と治療の観点で必要な項目**を，SAMPLEのなかで網羅できるよう

表 「SAMPLE」で意識障害患者を鑑別する！ (1/2)

	考える疾患	ここに注意！
S（症状）		
巣症状あり	脳実質性（外傷，脳梗塞，脳出血，脳腫瘍，脳症，脳炎）	低血糖でも起こりうる！
突発完成	脳卒中（脳梗塞，脳出血，くも膜下出血）	血管リスク！
	心血管（急性心筋梗塞，致死的不整脈，大動脈解離，大動脈瘤破裂）	ショックバイタル！！
急性経過	感染性，炎症性，中毒性，代謝性，外傷性，心因性	－
慢性経過	慢性硬膜下血腫，脳腫瘍，炎症性，変性，代謝性，心因性	－
発熱	①発熱性の病態 　膜炎，脳炎，甲状腺クリーゼ，熱中症，悪性症候群，セロトニン症候群，薬物中毒（アンフェタミンなど，交感神経亢進症状をきたす薬物），アルコール離脱症	随伴症状は？
	②熱性疾患により二次的に発症する病態 　敗血症，高血糖，低血糖，肝性脳症，尿毒症，副腎不全，低酸素，高・低ナトリウム血症	熱の原因は！？
M（薬）		
血糖降下薬	低血糖	巣症状を伴うことも！
向精神薬	薬物中毒，悪性症候群	薬の空箱はあるか！？
ステロイド	副腎不全	徐脈＋低血圧＋低血糖！
抗凝固薬，抗血小板薬	脳出血，くも膜下出血，硬膜下血腫	薬の中止を確認！
市販薬，サプリメント，麻薬	薬物中毒	どんな薬もたくさん飲めば…
P（既往歴）		
てんかん	特発性てんかん，症候性てんかん	くり返す病歴を確認！
糖尿病	糖尿病性ケトアシドーシス，高血糖高浸透圧性昏睡，低血糖	まず血糖測定を！
肝障害	肝性脳症	羽ばたき振戦は？
腎不全	尿毒症，高マグネシウム血症（マグネシウム製剤内服），高カルシウム血症（ビタミンD製剤内服）	透析の有無を確認！
COPD	CO_2ナルコーシス	普段の酸素量を確認！
血管リスク（高血圧，糖尿病，脂質異常症，喫煙など）	脳卒中，心血管（急性心筋梗塞，大動脈解離，大動脈瘤破裂），高血圧性脳症	血圧コントロールは？
先行感染，ワクチン接種	ウイルス脳炎／脳症，急性散在性脳脊髄炎	意識障害前の数週間の経過を確認！
担がん患者	高カルシウム血症，がん性髄膜炎，傍腫瘍症候群による脳炎，脳転移	がんの経過を確認！
解離性障害	ヒステリー発作	arm drop 陽性！
統合失調症	水中毒，悪性症候群，薬物中毒	精神科と連携を！

（次ページに続く）

表 「SAMPLE」で意識障害患者を鑑別する！（2/2）

	考える疾患	ここに注意！
E（環境）		
大酒家	急性アルコール中毒，急性アルコール性肝炎，肝性脳症，アルコール離脱症，低リン血症，Wernicke脳症	飲みすぎは万病のもと！
温度	高体温，低体温	搬送前の環境温を救急隊に確認！
外傷	硬膜下血腫，くも膜下出血，脳出血，脳挫傷	事故状況を確認！
閉鎖空間	一酸化炭素中毒	SpO_2では見抜けぬ低酸素血症！
集団発生	中毒	仕事？集会？環境確認！

まとめています．病歴聴取は，ただ漠然と聞くのではなく，どのような病態につながるかを意識すると，効率よく行えます．

1）S：sign ＝症状

巣症状（左右差，脳神経症状）があれば一次性を考えます．また随伴症状の病歴聴取の軸として，**症状の時間経過・発熱の有無**が病態を分ける決め手になります．

同居している家族や頻回の訪問のある医療スタッフには，性格や行動の変化（突然か，緩徐か）の始まりと経過（悪化しているのか，一時的に改善するのか）を確認しましょう．

2）A：allergy ＝アレルギー

病態には基本的に関連はないですが，アレルギーは治療介入に影響を与えるため，最初の病歴聴取で必ず情報を入手します．

3）M：medication ＝薬

一次性であれば抗凝固薬・抗血小板薬の使用の確認，二次性では低血糖の原因としての血糖降下薬，ステロイド使用歴，腎機能障害で用いる薬剤，鎮静薬，睡眠薬の処方歴，麻薬などのいわゆるドラッグの使用歴などの確認が代表としてあげられます．家族や救急隊から，ごみ箱などに入っている薬の空箱の有無，過去の処方薬の錠数，サプリメントなどの情報を引き出しましょう．

4）P：past medical history ＝既往歴

過去に同様のエピソードがあれば「くり返す」病態に絞られます．特にてんかん，糖尿病，肝障害，腎不全，COPD，血管リスクは意識障害の病態予測時に必須ですので有無を確認すべきです．

5）L：last meal ＝最終摂食

鑑別診断のさなかに気管挿管をしなければならないことも多いです．フルストマックでは迅速導入気管挿管が必要になるため，必ず確認してください．

6) E：environment ＝環境

特に飲酒状況は必ず確認が必要です（アルコール中毒，Wernicke脳症）．そのほか，新聞がどれくらい溜まっていたか，失禁はあったか，料理の跡，エアコンやテレビの電源のon，offなど，症状発現時期を推測する手がかりを聴取します．部屋の温度（低体温，高体温），外傷のエピソードが手がかりになることがあります．

4 おわりに

おそらく「SAMPLE」聴取は，救急外来で一般的によく行っていると思います．しかし，病態を考えながら病歴聴取できるか，が必要な病歴を聴取できるか，につながっていきます．意識障害患者であれば，重症であることも多く，短い時間で必要な情報を患者以外から聴取する必要があるため，「SAMPLE」に意味づけをして聴取するように心がけましょう．

■ 引用文献

1）「身体診察シークレット」(Salvatore Mangione/原著，金城紀与史，他/監訳)，メディカル・サイエンス・インターナショナル，2009
　↑意識障害だけではなく，まさに身体の診かたが，病態生理含めわかりやすく詰め込まれています．
2）Stevens RD & Bhardwaj A：Approach to the comatose patient. Crit Care Med, 34：31-41, 2006
　↑一次性と二次性意識障害の鑑別を端的に書いています．

■ 参考文献・もっと学びたい人のために

1）Edlow JA, et al：Diagnosis of reversible causes of coma. Lancet, 384：2064-2076, 2014
　↑意識障害の診かたがわかりやすくまとまっています．
2）Joseph RB：5 Stupor and Coma. 「Bradley's Neurology in Clinical Practice」, 34-50.e1, 2012
　↑神経学の教科書です．問診の仕方と鑑別疾患がまとまっています．

第3章 私が答えます！医療面接の「どうすればいいの!?」

7 生活歴聴取のポイントを教えてください

井藤英之

Answer

- 朝起きてから，翌朝起きるまでの24時間をイメージできるように意識しましょう
- できるだけ具体的に表現するようにしましょう
- よい生活歴の聴取は良好な医師患者関係や良好な継続ケアにつながります

0 はじめに

　生活歴の聴取の仕方がわからないと考えている若手の先生は多いと思います．または，カルテに生活歴はほとんど，もしくは全く記載しないという先生もおられるかもしれません．その理由は生活歴を聴取する目的の理解不足や，生活歴が診断・ケアにつながった経験不足にあるからではないでしょうか．ここでは生活歴聴取時の意識のもち方を概説します．

1 24時間の生活をイメージする

生活歴は喫煙歴・飲酒歴だけではない

　よく若手の先生のカルテで生活歴の項目を見ると，喫煙歴・飲酒歴と時々ペット飼育歴が書いているだけのことが多いように思います．もちろんポイントを押さえた記載は重要ですが，わかって省略するのとそもそも情報が得られないというのは大きく異なります．ただ，生活歴の聴取方法に関しては医学部でも教わっていないので難しいとは思います．喫煙歴からCOPDになっている可能性や肺がんの検査前確率をあげることはできますが，画像検査が優先されてしまい，生活歴を聴こうとするときにはすでに肺がんと診断されてしまっていることも多く，生活歴を聴取する意義が若手の先生のなかで形成されないというのが，生活歴をそもそも聴こうとしないという理由の1つになっていると推測されます．

　生活歴を診断・ケアにつながるように聴取するために重要なのは，**朝起きて夜寝るまで，もしくは朝起きて翌朝起きるまでの24時間の生活を思い描けるように聴取する**ということを意識することです．具体的には，

- 「朝起きてまず何をするのですか．」
- 「昼食までは何をしているのですか．」
- 「昼食はどうやって用意するのですか．」
- 「そこから夜までどうやって過ごすのですか．」

などと聴いていきましょう．これだけで朝のこわばりがあるか，散歩にいけるのか，家でパソコン操作までできる人なのか，昼食は出来合いのもので塩分が過剰そうなのか，うつ状態になっていなさそうか，昼寝をするために不眠になっている可能性があるのではないかなどを想像することもできうるのです．

またこれを意識すると，下記の例のようにどこのどのような家に住んでいて，自宅内や周辺の移動はどうしているのかも自然に聴けるようになります．

- 「朝起きてトイレに行くと思いますが，トイレは寝室から距離はあるのですか．階段は下りるのですか．」
- 「昼ごはんはスーパーに買いに行くとおっしゃっていましたが，スーパーは遠いのですか．」

こう聴くだけで，本人の日常生活動作（ADL）を明確にできますし，心不全のある方ならNYHA分類を意識して聴取する必要もなくなります．ADLの着替え（dressing）・食事（eating）・歩行（ambulating）・排泄（toileting）・清拭（hygiene）の英語の頭文字をとってDEATH（あまりいい略語とは思えません）と記憶し機械的に聴取されている方もおられますが，筆者はこの数年これを意識して聴取したことはありません．上記のように聞いて生活をイメージすると，箇条書きで聞く必要がそもそもありません．

さらにこのようなことを聴取・記載しておくと在宅ケア時の注意点や介護保険導入などに関しても考えることができます．

あとは，一年のなかでもイベントがあるとき（正月，花見，誕生日，紅葉，クリスマス，年末など）の話も参考になります．正月の話では，普段の病歴聴取ではわからない別居している家族の存在もわかったりします．

そう言われてもわからないと言われる方は，**その人の伝記を書く**と思って聴取してみてください．表にごく一部ですが具体例を示します．参考となるのは日野原重明先生の「死をどう生きたか」という著書です[1]．何度読んでもよくここまで患者さんの生活をご存知だなと驚かされます．

2 できる限り具体的に聴く

前述したような質問のなかではさまざまなワードが出てくるのですが，**常にできるだけ具体的に聴く**ことを意識します．例えば建築業と言われても，何を中心に建てることが多いのか，現場に出ているか，事務作業中心なのかでイメージも大きく異なると思います．

ほかの診断につながりうる例として，「最近は加湿器を使っています」と言われたときに加湿器肺を鑑別にあげることがあるかと思いますが，加湿器でもタンク内の水を水蒸気にする方法によって方式が分けられ，なかでも超音波型といわれるものがリスクが高いと言われます．ここまで具体化することが重要です．

また食事に関しても，誰と食べるのか，誰が準備するのかと具体的にすることで，生活環境をより詳しく知れ，その人の在宅ケアでのキーパーソンが誰なのかわかるようになります．

表 質問とそれが示唆するポイント

聞く内容・具体的にする内容	わかること，疑われること
朝の目覚めはどうですか．	● うつ気分 ● こわばり ● 起き上がり時の筋骨格系の異常
朝起きてまず何をしますか． 顔は洗われますか．歯磨きをされますか．トイレに行かれますか．それにご苦労はないですか．	● 洗顔が難しいなら，筋疾患・顔面神経麻痺・Romberg試験陽性 ● ADL
昼までに（夕方までに）何をされますか． それは誰とされますか．	● 趣味 ● 人間関係 ● 夕方はしんどいなら重症筋無力症の可能性 ● 昼寝，睡眠時無呼吸の可能性
昼食の準備はどうされますか． 購入する場合は，どうやって購入に行かれますか．	● キーパーソン ● ADL ● 塩分摂取
日中お仕事はどうされていますか． （高齢者にも聴きます．日本は農業に携わっている人や，最近はボランティアに出ている人もいます）	● 職業歴 ● 家畜，土いじり，入山歴 ● うつ気分
夕食は飲酒されますか．	● 飲酒歴
夜は何をした後，何時に床につきますか． 何時に入眠し何時に起きますか．途中起きますか．	● 不眠の原因

ここまでの2つを合わせて，筆者は**24HWW**と記憶して聴取しています．WはWhatとWithであり，何を，誰とするのか，HはHourとHowを兼ねており，どのようにその行動をしているのかということを意識したゴロになっています．

3 生活歴聴取の注意点

ここまで24時間の生活をより具体的に聴くことを強調しましたが，注意点もあります．それは**場を意識して聴取することです．場**というのは，①字の通りの場所，②**場面**のことです．生活歴は皆さんが思われている以上にプライベートなものですので，周りに聞こえる場所で許可もとらずにここまで踏み込んだ生活歴聴取は好ましくありません．配慮が必要になります．

場面というのは，一般外来での聴取か，入院時の聴取か，救急外来での聴取か，などです．これまで説明してきた聴き方が効果を大きく発揮するのは一般外来か，入院，特に診断未確定時です．待合いにたくさんの患者さんが待っているときは，この方法を用いて得られるメリットよりデメリットが勝ることが多いのであまり用いない方がよいでしょう．特に研修医の先生は，看護師さんから睨まれるので禁忌になります（笑）？

4 おわりに

　生活歴の聴取は確かに難しいことがあります．具体的にすることなどは，実際に自分が生活でそれを経験していなかったり，詳しく知っていないとできない場面も多々あります．しかし，だからこそ普段の人生の充実が診療につながっていることを意識することができるようになりますし，逆に診療によって自分の人生が豊かになっていくこと，患者さんに教えていただいていることを知ることができます．

　さらに生活歴を上手に聴取すると，診断・ケアにつながるだけでなく，**良好な医師患者関係につながる**ことになり，患者さんやそのご家族からの感謝も多くいただけるようになります．筆者も普段は無口であまり笑顔も見せない90歳代の方に昼まですることを聞いて，趣味が盆栽と聴けたときにされた笑顔は忘れられません．皆さんもぜひ実践してみてください．

■ 引用文献

1）「死をどう生きたか―私の心に残る人びと」（日野原重明/著），中央公論新社，1983
　　↑生活歴聴取のお手本としてだけでなく，医師として必読の書です．kindleでも購入できます．

第3章 私が答えます！医療面接の「どうすればいいの!?」

8 サプリメントについて聞かれたら？

橋本忠幸

Answer

- 日本人の3～4割がサプリメントを服用している
- サプリメントや漢方については医療者に伝えないことも多い
- エビデンスのあるサプリメント，副作用に注意が必要なサプリメントを把握しよう

0 はじめに

昨今，日本ではOTC医薬品に代わってサプリメントの需要が増えています．確かに最近は患者さんからサプリメントのことを聞かれたり，サプリメントが関与した症例も経験することが増えている印象はあります．しかしサプリメントのことを学習する機会はほとんどありません．以下の症例を通して，サプリメントやOTC医薬品に関する知識を深めましょう．

症例1

黄疸を主訴に来院した60歳女性．来院1カ月前より徐々に倦怠感が出現し，来院1週間前から周囲に黄疸を指摘されるようになった．既往歴は高血圧と脂質異常症があるが，薬剤は内服していなかった．採血したところ，AST 1,014 U/L，ALT 1,374 U/L，ALP 459 U/L，LDH 398 U/L，T-Bil 5.05 mg/dL，D-Bil 3.84 mg/dLと肝機能異常を認めた．腹部超音波検査では胆管拡張はなく，肝辺縁もスムーズであった．各種肝炎ウイルス（HAV，HBV，HCV，HEV）はすべて未感染パターンであった．
薬剤性を疑い，「ほかに薬は飲んでいませんか？」と聴いたところ，飲んでいないと言われた．その後，家族から1カ月前から市販の脂肪を消費しやすくなるという漢方を飲みだしたことを告げられた．

1 サプリメントを摂取しているかはちゃんと聴かないと教えてくれない

1）日本人の3人に1人はサプリメントを飲んだことがある

日本人のサプリメントの摂取数はどんどん増えています．現在は20～40％，およそ3人に1人がサプリメントを使用していると言われています[1～4]．

2） 半数以上はサプリメントを飲んでいることを教えてくれない

ただその事実を**医療者に伝えるのは23〜39％程度**ということもわかっています[1〜4]．確かに私自身，問診するときに，「飲んでいる薬はなんですか？」だけではサプリメントの情報は教えてもらえず，「サプリメントや漢方などは飲んでいませんか？」と聞いてはじめて教えてもらえることもよくあります．それでも教えてくれない人もいます．その場合は「今回の状態は薬が関与しているかもしれません．サプリメントや漢方も原因になることがあるので，飲んでいる薬をすべて教えてもらえますか？」とまで言えば，違法なもの以外は大抵教えてくれます．

上手に伝えるためのひとこと
サプリメントや漢方も薬であることをしっかりと伝える！

3） サプリメントを重要視している人も多い

研修医の頃の苦い思い出があります．尿路感染症で入院した60歳代の女性を受け持ったときに，持参薬を何の気なしに中止指示を出しました．翌日病室に行ったときになぜこのサプリメントを飲んではいけないのかと怒られたことがあります．たかがサプリメントと私はそのときに思っていましたが，その人にとっては重要な薬・習慣であったので，それらをないがしろにするのはよくありません．実際，内閣府の調査でも健康食品に抱く満足感はやや満足が53.3％で，満足が5.5％と，**60％近くの人が健康食品に対して満足している**とあります[5]．

サプリメントを飲んでいる人の気持ちをないがしろにしない！

2 サプリメントのエビデンスとは？

自称健康マニアの75歳男性．胃がん検診の2次検診で外来受診された．上部消化管内視鏡検査を行い，特に異常がなかったため問題ないことを説明した．本人は「納豆が体によいと聞いてから毎日食べているんです．先生，納豆って体にいいんですよね？」と尋ねてきた．

表1　代表的なサプリメントや食品のエビデンス

「○○って体にいいんですよね？」	回答例
ビタミンC	「風邪の予防に効果があるかもしれませんが，特殊な環境下の人（スポーツ選手など）だけに影響するとも言われています」[6] 「がんや心筋梗塞・脳梗塞の予防には効果がないとされています」[7, 8]
葉酸	「昔から流産（神経管閉鎖不全）を減らすと言われていますが，最近のデータでは明らかな差が出ていないとも言われています．逆に過剰摂取はよくないとも言われていますので，適度な摂取量（0.4 mg/日程度）にしましょう」[9]
ゴマ（セサミン）	「1日40 g以上のゴマ（大さじ4杯）を食べれば変形性膝関節症の痛みが少しマシになる可能性はありますが，明確な根拠ではありません」[10]
納豆（ナットウキナーゼ）	「ナットウキナーゼは血圧を下げたり，血を固まりにくくする作用は報告されていますが，それが心筋梗塞や脳梗塞を防げるかまではわかっていません」[11, 12]
ヨーグルト（乳酸菌）	「風邪の予防に効果があるかもしれないと言われていますが，ほんのわずかとも言われています」[13] 「ロタウイルス下痢症のときに摂取すると症状の持続は少し短くなると言われています」[14]
セイヨウオトギリソウ（セントジョーンズワート）	「純度の高いものはうつ病に抗うつ薬と同等の効果がある可能性があるとされています」[15]
コンドロイチン	「最近出た研究では鎮痛薬（セレコキシブ）と同じくらいの痛みをとる効果があるというものもあります」[16]
コエンザイムQ10	「心不全の症状を少しよくする可能性があるという研究がありますが，その研究での摂取量は日本で使われている量よりもかなり多い（200 mg/日）ので，日本での使用では効果はわかりません」[17]

サプリメントにもエビデンスはある

　医療者はサプリメントなどの医薬品以外の製品にはエビデンスがないと軽視しがちかもしれません．しかし十分ではないにしろ科学的手法で効果の有無を証明しようとしているデータも散見されます．また，「エビデンスがない」という言葉には，「有効性がないことが証明されている」と「有効性を示す研究がない」の2つがあり，混同して使われがちですが，この2つは意味が全く違います．「エビデンスがない」ことをすべて否定するのではなく，どちらにあたるのかを確認して自分なりの答えをもっておくことが望ましいでしょう．

　国内でも消費量の多いサプリメントや摂取割合が高い食品を例に，「○○って体にいいんですよね？」に対して，現在あるエビデンスをもとに回答例を**表1**につくってみました．2018年時点で可能な限りエビデンスを調べていますが，皆さんも確認してみてください．

 Point

> サプリメントのエビデンスは限定的なものがまだまだ多いが，徐々に明らかになってきている！

表2 OTC医薬品・漢方・サプリメントの代表的な副作用

OTC医薬品	
総合感冒薬 （H₁ブロッカー）	H₁ブロッカーは総合感冒薬，鼻炎薬に広く含まれている．眠気，ふらつきによる転倒やせん妄の誘発が起こりうる．また尿閉を起こすこともしばしば経験する
総合感冒薬 （ブロムワレリル尿素）	過剰摂取でブロム中毒に至ることがある ※中毒症状として倦怠感，嘔気以外に小脳失調，眼筋麻痺や錐体外路症状をきたす．血清Cl値が高値になることが特徴[19]
漢方薬	
甘草	偽性アルドステロン症→低カリウム血症を起こす ※医療用漢方製剤の7割が甘草含有
麻黄・附子	心負荷→心不全悪化
黄芩	間質性肺炎
山梔子（サンシシ）	特発性腸間膜静脈硬化症 ※2003年にIwashitaらによって提唱された[20]．漢方，特に山梔子が原因となり得るのではないかと考えられている[21]
ビタミン	
ビタミンC	高用量で尿管結石のリスクがあがる可能性がある[22] （強い根拠ではない）
脂溶性ビタミン	脂溶性ビタミンは蓄積しやすいため，おのおのの摂取推奨量（RDA）※を超えて摂取すると中毒症になる可能性がある． ※米国医学研究所の推奨量[23] | | RDA上限 | 副作用 | |---|---|---| | ビタミンD | 4,000単位 | 高Ca血症 | | ビタミンA | 600 mg | 催奇形性 | | ビタミンE | 400単位 | 全死因死亡率上昇[24] |

3 サプリメントで注意すべき副作用は？

サプリメントにも副作用はある

　サプリメントは安全，生薬は安全，と考えている患者は少なくありません．しかし**症例1**でもあったように副作用を経験することもあります．New England Journal of Medicineに掲載された論文[18]で，米国では年間2万3千人がサプリメントによる副作用で救急外来を受診しているというデータが出ました．もちろん**表1**で述べた効果があると考えられるサプリメントもあり，十把一絡げにサプリメントについて否定されるものではありませんが，やはり副作用もあるものという認識は必要でしょう．OTC医薬品も含めて代表的な副作用を**表2**に整理します．

サプリメントやOTC医薬品の副作用は当然ある！

4 おわりに

　サプリメントの市場は今後も広がっていくと思います．医薬品同様，エビデンスが構築されていくでしょうし，副作用の報告も増えることが予想されます．現代の医者として，サプリメントの知識もアップデートして正しい情報を提供できるようにすることも必要だと思います．

■ 引用文献

1) 和田 敦，他：入院患者における健康食品利用実態と薬局およびインターネットにおける健康食品情報提供に関する調査．医療薬学，29：237-246，2003
2) 田中 淳，他：機能性食品（健康食品）についての意識調査．日本病院薬剤師会雑誌，40：37-39，2004
3) 北本真一，他：がん化学療法施行患者における健康食品の摂取状況と意識調査．日本病院薬剤師会雑誌，43：1175-1178，2007
4) 國領俊之，他：入院患者におけるサプリメントの摂取状況および医療用薬品との相互作用リスク評価．日本病院薬剤師会雑誌，52：418-422，2016
　　↑文献1～4は患者のサプリメントや健康食品，OTC医薬品の摂取状況を調べた調査研究
5) 内閣府：消費者の「健康食品」の利用に関する実態調査．2015
　　http://www.cao.go.jp/consumer/iinkai/2012/088/doc/088_120518_shiryou1-2.pdf（最終閲覧日2019年2月7日）
6) Hemilä H & Chalker E：Vitamin C for preventing and treating the common cold. Cochrane Database Syst Rev, ：CD000980, 2013
　　↑ビタミンCに対する風邪予防の効果を示したシステマティックレビュー
7) Coulter ID, et al：Antioxidants vitamin C and vitamin e for the prevention and treatment of cancer. J Gen Intern Med, 21：735-744, 2006
　　↑ビタミンCに対するがん予防の効果について調べたシステマティックレビュー
8) Coulter ID, et al：Antioxidants vitamin C and vitamin e for the prevention and treatment of cancer. J Gen Intern Med, 21：735-744, 2006
　　↑ビタミンCに対する血管イベント予防の効果を調べた前向き観察研究
9) Lassi ZS, et al：Folic acid supplementation during pregnancy for maternal health and pregnancy outcomes. Cochrane Database Syst Rev, CD006896, 2013
　　↑妊娠中の葉酸の効果についての効果を示したシステマティックレビュー
10) Eftekhar Sadat B, et al：Effects of sesame seed supplementation on clinical signs and symptoms in patients with knee osteoarthritis. Int J Rheum Dis, 16：578-582, 2013
　　↑変形性膝関節症におけるゴマの鎮痛効果を示した介入研究
11) Jensen GS, et al：Consumption of nattokinase is associated with reduced blood pressure and von Willebrand factor, a cardiovascular risk marker: results from a randomized, double-blind, placebo-controlled, multi-center North American clinical trial. Integr Blood Press Control, 9：95-104, 2016
　　↑高血圧におけるナットウキナーゼの降圧効果を示したRCT
12) Kurosawa Y, et al：A single-dose of oral nattokinase potentiates thrombolysis and anti-coagulation profiles. Sci Rep, 5：11601, 2015
　　↑ナットウキナーゼにおける抗血栓・抗凝固効果を示したクロスオーバー試験
13) Hao Q, et al：Probiotics for preventing acute upper respiratory tract infections. Cochrane Database Syst Rev, CD006895, 2015
　　↑上気道感染予防におけるプロバイオティクスの効果を示したシステマティックレビュー
14) Ahmadi E, et al：Efficacy of probiotic use in acute rotavirus diarrhea in children: A systematic review and meta-analysis. Caspian J Intern Med, 6：187-195, 2015
　　↑ロタウイルス腸炎におけるプロバイオティクスの効果を示したシステマティックレビュー
15) Linde K, et al：St John's wort for major depression. Cochrane Database Syst Rev, CD000448, 2008
　　↑うつ病におけるセイヨウオトギリソウの効果を示したシステマティックレビュー
16) Reginster JY, et al：Pharmaceutical-grade Chondroitin sulfate is as effective as celecoxib and superior to placebo in symptomatic knee osteoarthritis: the ChONdroitin versus CElecoxib versus Placebo Trial (CONCEPT). Ann Rheum Dis, 76：1537-1543, 2017
　　↑変形性膝関節症におけるコンドロイチンの鎮痛効果を示したRCT

17) Alehagen U, et al：Reduced Cardiovascular Mortality 10 Years after Supplementation with Selenium and Coenzyme Q10 for Four Years: Follow-Up Results of a Prospective Randomized Double-Blind Placebo-Controlled Trial in Elderly Citizens. PLoS One, 10：e0141641, 2015
↑ 高齢心不全患者におけるコエンザイムQ10の効果を示したRCT

18) Geller AI, et al：Emergency Department Visits for Adverse Events Related to Dietary Supplements. N Engl J Med, 373：1531-1540, 2015
↑ 全米で年間2万3千人がサプリメントによる副作用で救急外来を受診しているという疫学調査

19) 橋田英俊, 他：市販鎮痛剤常用量の服用による慢性ブロム中毒の1例. 日老医誌, 38：700-703, 2001
↑ ブロム中毒の症例報告

20) Iwashita A, et al：Mesenteric phlebosclerosis: a new disease entity causing ischemic colitis. Dis Colon Rectum, 46：209-220, 2003
↑ 特発性腸間膜静脈硬化症の疾患概念を提唱したレビュー

21) 大木宇希, 他：漢方薬の長期服用が関与したと考えられる特発性腸間膜静脈硬化症の2例. 日本臨床外科学会雑誌, 75：1202-1207, 2014
↑ 漢方薬が特発性腸間膜動脈硬化症と関連がある可能性を示したレビュー

22) Taylor EN, et al：Obesity, weight gain, and the risk of kidney stones. JAMA, 293：455-462, 2005
↑ ビタミンCが腎結石のリスクになることを示したレビュー

23) 「Dietary Reference Intakes for Calcium and Vitamin D」(Institute of Medicine (US) Committee to Review Dietary Reference Intakes for Vitamin D and Calcium, et al eds), National Academies Press, 2011
↑ 米国医学研究所が発表しているビタミンの摂取推奨量

24) Miller ER 3rd, et al：Meta-analysis: high-dosage vitamin E supplementation may increase all-cause mortality. Ann Intern Med, 142：37-46, 2005
↑ ビタミンE過剰摂取者が全死因死亡率が高いことを示したメタアナリシス

第3章 私が答えます！医療面接の「どうすればいいの!?」

9 月経歴と性交歴の聴取が恥ずかしい！

柴田綾子

Answer

- 「前置き」で自分と患者の心の準備をしよう
- 最後の「魔法の質問」で正確な情報を聞き出そう
- 女性の腹痛や原因不明の発熱・咽頭痛では性感染症の5Pを聴取しよう

はじめに

「月経歴や性交歴を毎回質問しなければならないの？」答えはNo！

ただしほとんどの患者さんは自分の妊娠や性感染症に気づいていないため、見逃しに注意が必要です。1年間に性器クラミジア感染症25,000人、淋菌感染症8,100人、梅毒5,800人（急増中）が報告されています[1]。ぜひ月経歴・性交歴から拾い上げてください。

Pitfall

- 6.3％の女性が自分の妊娠に気づいていない[2]
- 「妊娠の可能性はありますか？」だけでは教えてくれない
- 性器クラミジア感染症の85％以上が無症状[3]

症例

19歳の女性が2日前からの下腹部痛と発熱で夜中の救急に来院した。
バイタル：血圧 90/68 mmHg、心拍数 102回/分、呼吸数 18回/分、体温 38.2℃、SpO₂ 98％（room air）.
痛みは緩徐発症で、下腹部の全体に広がっており、歩いたり咳をするとひびくとのこと.
研修医：2日前からお腹が痛く熱があるんですね.
女性：はい.
研修医：え〜っと、そ、その、せ、せせ性行為はいつしましたか？
女性：え？
研修医：す、すみません！（赤面）　そ、その、せ、せせセックスの相手は？
女性：は？（怒）

1 「前置き」で病歴聴取が決まる

　前置きをすることで自分と患者さんの心の準備をしましょう．病歴聴取は質問だけでなく，はじまる前の準備も重要です．正確な情報を聞き出す秘訣は「ありのままの情報が診断や治療に大切」と患者さんに理解してもらうことです．

> **Point**
>
> 前置きの例
> 例：腹痛の原因として**気づかないうちに妊娠/感染**していることがあるため，お聞きします．
> 例：性行為で**バイキンが入って熱が出る**ことがあるため，お伺いします．
> 例：検査や薬のなかには妊娠に**影響するもの**があるので，お聞きします．

2 最後の魔法の質問はオープン・エンドクエスチョン

　最初だけでなく**最後にもう一度**オープン・エンドクエスチョン（患者さんが自由に答えられる質問）をすることで，病歴聴取から漏れていたことを患者さんの方から教えてくれることがあります．私もこの質問に何度か救われました．

例：ほかに何か気になることや心配なことはありますか？
例：ご自身で思い当たることは何かありますか？
例：最後に，何か聞きたいことや伝えたいことはありますか？

3 責めない・批判しない・怒らない・差別しない

　患者さんを責めたり批判したりすると，「こんなことを言ったら医師に怒られるのではないか」と患者さんが話しにくくなってしまいます．ありのままの情報を教えてもらうためには，相手を批判したり差別しない態度が重要です．

ダメ例：「なぜこんなになるまで来なかったんですか？」と批判する
ダメ例：腕を組む，相手の話を途中で遮るなど

4 守秘義務を守ることを伝える

　　性感染症や中絶歴を家族に知られたくない人もいます．聴取前に守秘義務が守られることを伝えることで，話を打ち明けてもらいやすくなります．

　例：ここで話した内容は，許可なく家族やパートナーに伝えることはありません
　例：本人の同意なく個人情報をほかの人に話すことはありません

※医師には守秘義務があり，正当な理由がなければ第三者へ診療情報を漏洩してはいけないことになっている（刑法第134条）．

5 これは避けよう 〜病歴聴取あるある〜

　　以下のような病歴聴取は避けましょう．

- 家族や付き添いが同席中に質問する　→　家族に知られたくないこともあります
- 親の目の前で聞く（未成年のとき）　→　正確な情報を教えてくれません
- 大部屋の中で聞く　→　個室や診察室で聞きましょう
- 病歴聴取の声が大きい　→　大きい声では話しにくいです

　　以下は，私がプライベートな病歴を聴取する際に実践しているコツです．

【柴田流プライベートの聴取術】
① 現病歴や既往歴など話しやすい部分は付き添い同伴で聞く
② 身体診察になったら，家族や同伴者は**部屋の外で待ってもらう**
③ 身体診察をしながら**同時にさりげなく**月経や性交歴について質問する
④ 若い人には「性行為」より**セックスやエッチ**の方が伝わりやすいことがある
⑤ 年齢の高い方には「性行為」ではなく**夫婦生活**と言い換える

6 月経歴と性交歴の聴取が必要なとき

　　毎回詳しく月経歴，妊娠歴，性交歴を聴取するのは難しいですが，以下のように主訴や鑑別疾患に応じて踏み込んで聴取する必要があります．

- 女性の腹痛/性器出血：月経歴・性交歴を詳しく（異所性妊娠・性感染症）
- 画像検査や妊娠禁忌の薬の処方：最終月経を確認＋妊娠反応検査
- 原因不明の発熱/咽頭痛/腹痛：性感染症の5Pを詳しく（後述）

7 月経歴や性交歴の聴取からわかること

月経や性交歴に関する病歴聴取からは，以下の情報が得られます．

- 最終月経（直近の月経が**はじまった日**）　　：今が黄体期か卵胞期か，妊娠週数
- **その前の**月経がはじまった日　　　　　　　：月経周期が整か不整か
- 月経周期（整か不整か，持続日数，間隔）　　　：過多月経，過長月経，貧血の原因
- 経血の量（ナプキンを何時間ごとに替えるか，血塊排出の有無）：過多月経，貧血の原因
- 月経痛（鎮痛薬の使用，日常生活への影響）　　：月経困難症の有無

※正常な月経は25〜38日周期で，持続日数は3〜7日間

⚠ Pitfall

妊娠中の不正性器出血を生理だと勘違いすることがあります．「いつもの生理より量が少ない」「前々回と前回の生理と間隔が違う」場合は要注意．

病歴聴取からわかる性感染症リスク

- 最終性行為日：クラミジアの潜伏期間は**7〜14日**[3)]
- 性行為の相手（性パートナー）
  男性同士のパートナー（MSM）は性感染症リスクが高くなる[4)]
- 性パートナーの数と性クラミジア感染症リスク（1年間）[5)]
  2人：女性　OR 3.03 95％CI（0.9-4.3），男性　OR 1.09　95％CI（0.1-3.1）
  3人以上：女性　OR 3.53　95％CI（0.9-4.2），男性　OR 6.42　95％CI（1.8-12.8）
- コンドームをしなかった性パートナーの数と性クラミジア感染症リスク（1年間）[5)]
  1人：女性　OR 1.04　95％CI（0.4-2.6），男性　OR 4.3　95％CI（1.3-27.3）
  2人以上：女性　OR 5.10　95％CI（1.2-7.9），男性　OR 25.3　95％CI（5.0-99.2）
- 性感染症の既往
  1年以内に性感染症の再感染をした割合
  女性26％，男性15％（再感染者の66％は無症状）[4)]

* MSM：men who sex with men
* OR：odds ratio（オッズ比），95％CI（confidence interval）：95％信頼区間

8 性感染症の5P病歴聴取

CDC（アメリカ疾病予防管理センター）のSTD（sexually transmitted diseases）ガイドラインでは，性感染症を疑った際は**表**の5つを聞くように推奨しています．

表　性感染症の5P病歴聴取

① Partner：性行為の相手について
- 性行為の相手は男性ですか？ 女性ですか？ 両方ですか？
- 過去2カ月間に何名の方と性行為をしましたか？

② Practices：性行為の内容について
- 性行為のときはコンドームは使用しますか？
  → 毎回使用しますか？ 時々ですか？ どのタイミングで着けますか？
- アナル（肛門）セックスはしたことがありますか？ コンドームは使用しますか？
- オーラル（口腔）セックスはしたことがありますか？
- コンドームの使用に関して
  全く使わない場合→ コンドームを使わない理由はありますか？
  たまに使う場合→ どのような状況ではコンドームを使用しますか？

③ Prevention of pregnancy：避妊の方法について
- 避妊のために何かしていますか？（コンドームやピルなど）

④ Protection from STDs：性感染症の予防について
- 性感染症やHIVの予防のために何かしていますか？
  （コンドーム・A型肝炎・B型肝炎ワクチン・HPVワクチンなど）

⑤ Past history of STDs：性感染症の既往歴について
- 性感染症にかかったことはありますか？ どのような治療を受けましたか？
- パートナーが性感染症にかかったことはありますか？

文献6を参考に作成.

9 おわりに

　月経や性行為などのプライベートなことを質問するのは，異性をナンパするくらいのコミュニケーション能力が必要です．妊娠や性感染症の初期は，自覚症状がないため問診をしないと見逃してしまいます．ぜひトークとコミュニケーション能力を磨いて，月経・性交歴の問診マスターになりましょう！

Advanced Lecture

タンポンの問診で診断できる疾患

　Toxic shock syndrome（TSS）は黄色ブドウ球菌や，A群溶血レンサ球菌が産生する毒素により，発熱・意識障害・ショック・死亡に至る重症疾患です．1980年に米国のタンポン使用者で患者が急増し問題になりましたが，現在でも症例が報告されています．半数以上が月経関連（月経から3日以内発症）で，平均年齢21歳，98％がタンポンを使用していました[7]．非月経関連のTSSは，手術痕（18％）や皮膚の傷（23％）が原因であったり，**産後や中絶後の女性（11％）**の発症でした[7]．女性の原因不明のショックやTSSを疑った場合，**タンポンの使用を聴取する**ことで一気に診断に近づける可能性があります．

■ 引用文献

1) 厚生労働省：性感染症報告数（平成31年2月現在）
http://www.mhlw.go.jp/topics/2005/04/tp0411-1.html
2) Stengel CL, et al：Pregnancy in the emergency department: risk factors and prevalence among all women. Ann Emerg Med, 24：697-700, 1994
3) Marrazzo J：Clinical manifestations and diagnosis of Chlamydia trachomatis infections. UpToDate®, Last updated：Jan 17, 2018（Access Dec 23. 2018）
4) Ghanem KG, et al：Screening for sexually transmitted infections. UpToDate®, Last updated：Nov 15, 2018（Access Dec 23. 2018）
5) Sonnenberg P, et al：Prevalence, risk factors, and uptake of interventions for sexually transmitted infections in Britain: findings from the National Surveys of Sexual Attitudes and Lifestyles (Natsal). Lancet, 382：1795-1806, 2013
6) Centers for Disease Control and Prevention：2015 Sexually Transmitted Diseases Treatment Guidelines.
https://www.cdc.gov/std/tg2015/clinical.htm
7) Hajjeh RA, et al：Toxic Shock Syndrome in the United States: Surveillance Update, 1979-1996. Emerg Infect Dis, 5：807-810, 1999

■ 参考文献・もっと学びたい人のために

1) 井上真智子, 他：特集 自信をもって診る！女性の腹痛. レジデントノート, 14：2964-3033, 2013
↑産科・婦人科疾患から女性の病歴聴取や身体診察まで広く網羅されている. 2,160円でお得.
2)「もう困らない！プライマリ・ケアでの女性の診かた」（井上真智子/編），羊土社，2015
↑文献1を加筆・改訂のうえで単行本化したもの.
3) Bastian LA & Piscitelli JT：Is this patient pregnant? Can you reliably rule in or rule out early pregnancy by clinical examination?. JAMA, 278：586-591, 1997
↑妊娠に関する症状や所見の感度や特異度が紹介されている.
4) Brook G, et al：2013 UK national guideline for consultations requiring sexual history taking. Clinical Effectiveness Group British Association for Sexual Health and HIV. Int J STD AIDS, 25：391-404, 2014
↑性感染症の患者に対してどのように詳細な問診を行うかを解説したガイドライン.

第3章 私が答えます！医療面接の「どうすればいいの!?」

10 プライバシーに配慮するべき内容のポイントと聴き方を教えてください

河合裕美子

Answer

- ラポール形成が最重要事項．時間をかけて話を聞く，相手に共感を示すなど，患者さんの立場に寄り添う姿勢が大切です
- メディカルスタッフにも協力してもらい，患者さんだけに話を聞く状況，安心して話せる状況をつくりましょう

1 病歴聴取の注意点と話しやすい環境づくり

プライベートな内容を聴取する場合は，"患者さんだけ"に話を聞くことが重要です．そのコツを以下にまとめました．

- 看護師から家族に別に病歴聴取をしてもらい，本人には別に話を聞く
- 家族が会計などの手続きで席を外す機会をつくる
- 検査をする状況を利用する．検査中は家族は外で待ってもらう

Point
メディカルスタッフの協力が必須！

また，患者さんが話をしやすい環境を作ることも重要です．話しやすい場の作り方を図に示します．

2 各シチュエーションでのポイント

1) 男女間のドメスティックバイオレンス（DV）

相手に精神的・金銭的に依存しているとDVを受けていると認められない場合や，相手の逮捕を恐れていることがあります．「被害者」「暴力」など直接的な表現は避け，状況把握に努めましょう．

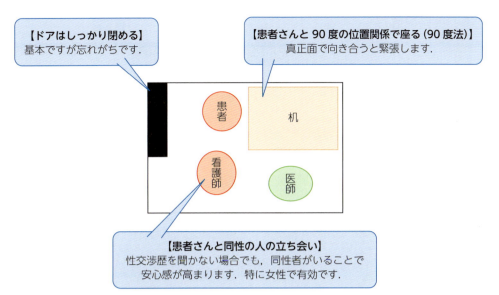

図 話しやすい場のつくり方

なお，患者さんと医師が同性の場合は，看護師の立ち会いがない方がよいこともあります．看護師は立って話を聞かざるを得ないことが多く，圧迫感を与えてしまうこともあります．

上手な聞き方：
「パートナーの方と一緒にいて安心できますか？」
「周りに助けてくれる人はいますか？」

2) 高齢者のDV・ネグレクト

本人からの聴取は難しいですが，**大きな声と簡単な質問**を心がけましょう．意思疎通が難しい場合はクローズドクエスチョンが効果的です．

上手な聞き方：
「食事の用意は誰がしていますか？」
「トイレやお風呂など，困っていることはありませんか？」

3) 同性愛者の性交渉歴

「皆さんにお聞きしています」と場面を標準化します．**相手が性的マイノリティーであることを意識させない**ように，ためらわず，恥ずかしがらずに聞くようにしましょう．

上手な聞き方：
「特定のパートナーはいますか？」
　同性愛者の方は，性的関係にある人のことをパートナーと呼ぶことが多いようです．パートナーがいるかという質問に躊躇なく答えが返ってくる場合，同性愛者の可能性があります（普通は「パートナー？ どういう意味？」となりますよね）．

4) 小児の虐待

両親が互いに罪を擦り付け合うことも多いので，両親は別々に話を聞きましょう．きちんと子育てをしていれば答えられるはずの質問から入り，状況を把握します．

上手な聞き方：
「どのようにしてにケガをしましたか？」
「ケガをしたときに一緒にいたのは誰ですか？」

5) 違法薬物

話すこと＝逮捕につながらないことを伝え，安心してもらいます．罪悪感を感じさせないように「**麻薬**」「**中毒**」などの**直接的な表現は避け**，普段使っている言葉に合わせるとよいです．

上手な聞き方：
「最近，スポーツ選手とかでも薬物依存が話題ですね．周りにそんな人はいませんか？」
「ハイになるやつ使ってないですか？」

2 おわりに

プライバシーにかかわる内容は，なるべく**病歴聴取の最後**，あるいは**診察の後**に行いましょう．病歴聴取の情報をもとに考えていること（疾患）を伝え，**プライベートな内容の質問が必要であることを説明します**．

■ 参考文献・もっと学びたい人のために

1) 公益社団法人日本小児科学会 こどもの生活環境改善委員会：子ども虐待診療手引き 第2版，2014
   https://www.jpeds.or.jp/modules/guidelines/index.php?content_id=25
2) 「Intimate Partner Violence. The clinician's guide to identification, assessment, intervention, and prevention 5th Edition」(Alpert, EJ, ed), Massachusetts Medical Society, 2010
   ↑ドメスティックバイオレンスなどのスクリーニング的病歴聴取の方法が載っています．

第3章 私が答えます！医療面接の「どうすればいいの!?」

11 こっちが泣きたいよ！すぐ泣いちゃう子どもの病歴聴取のコツ

児玉和彦

Answer
- 「泣く子」は「なくこ」で対応！そのままでいいよ！
- すべての診察機会は「子育て支援」です！

0 はじめに

今回いただいたテーマは「手あて」の病歴聴取です．「小児特有の疾患に対する病歴の内容」は他書（参考文献1～3）に譲ります．筆者もまだまだ未熟です．「いつかできるようになりたいな」という目標も含めて，子どもの病歴聴取のコツを皆さんと共有します．

1 子どもの発達段階から考える

まず子どもの発達段階を考慮にいれます（表1）．ただし，発達は個人差が大きいので常に臨機応変にします．

表1 子どもの発達段階と診療の場での工夫

年齢（生活の場）	発達段階 （注：一般論であり，個別に判断する）	診療の場での工夫の例
生後すぐ～1歳ごろ （自宅，保育園）	言語による症状の表現は不可．医師の指示/命令の理解もできない．泣いていても怖いのか，痛いのか，しんどいのかすぐには判断不能	病歴聴取の目標は仲良くなり，身体診察をスムーズに，正確にできる環境をつくることとする
2歳～6歳ごろ （保育園，幼稚園）	2歳前後から2語文を話せる．自分の体の部分（目，耳など）がわかる．指示に従える．「痛い」と自分で表現できるのは2歳以上．3歳を超えると痛みの場所を言えるが不正確なこともある	名前や年齢，通っている幼稚園の名前を聴く．舌圧子を使わず「口をあけて」など言語的に励まして診察する
7歳以上（学校）	日常的な言語表出・理解はほぼ成人同様と考えてよいが，慣れない場での語彙や表現力は不十分．痛みの種類や，原因について話すことができる	学校での行事などをアイスブレイクに使う．子どもに問いかけ，積極的に話をさせる．医学用語を使わず，子どもにわかる言葉に置き換える

> ⚠️ **Pitfall**
>
> 子どもの年齢をたずねるとき,「何歳ですか?」とたずねるのが安全です.子どもは年齢を下にみられるのが嫌いです(大人とは逆).実際は6歳なのに「5歳?」と聴く,中学生に「小学校はどこ?」と聴くのはNG.間違えるときは年齢を上に間違えましょう.

> ⚠️ **Pitfall**
>
> 付き添いの保護者を,「おばあちゃんかな?」と思っても,必ず「お母さんですか?」とたずねること.お母さんをおばあちゃんと間違えると,その後のラポールの回復は絶望的です[1].

2 病歴聴取の起承転結で使えるフレーズ

病歴聴取を起承転結に分けて考えていきましょう.フレーズ例を表2にまとめておきます.

1) 起(診察室に入ってきてすぐ):「こんにちは!(^^)」

❶ non-verbal で勝負!

大事なことは「あなたがどんな表情や姿勢をしているか」です.子どもは大人の言語的(verbal)メッセージより,非言語的(non-verbal)メッセージに敏感です.子どもに泣かれない先輩小児科医師をみならってください.**子どもに泣かれているうちは小児科医としてはまだまだ二流なのです**(筆者はまだ二流です).

❷ 泣く子には「なくこ」で対応

どうやっても泣く子がいます.そんなとき自分を責めたり,子どもを責めたりしていませんか? 泣いている子どもを連れてきた保護者に「すみません…」と謝られたことはありませんか? 一番自分を責めているのはその人かもしれません.

筆者は「泣いてもよいこと(診察しやすくなること)」を保護者に伝えています.覚え方は「なくこ」(表3)です.

2) 承(導入):「医師の○○です.今日はどうしましたか?」

病歴聴取の開始にあたって以下の2つのパターンを使い分けます.

❶ open-ended question のみ

自己紹介+「今日はどうされましたか?」.基本的には忙しくてもオープンに聴くことをおすすめします.もちろんnon-verbalもオープンにしましょう.診察開始時に使えるほかの「手あて」フレーズは表2を参照.

表2 小児診療で使える起承転結フレーズ集とその解説（1/2）

起承転結	フレーズ例	解説
起：オープニング	フレーズではないですが，non-verbal communicationとして「笑顔，患者さんのほうに体をむける，可能なら立って出迎える，泣きそうな子は先手を打っておもちゃであやす」などの工夫ができます	とにかく，患者さんに興味があり，尊重しているということを示す
	「おっ！ アンパンマンのTシャツだね！」「髪の毛を上手に結ってもらったね．お母さんにやってもらったのかな？」	身に着けているものを褒めたりするのは仲良くなる近道ですし，道具/おもちゃがいりません
承：導入	「（診察室に入ろうかどうか迷っている）お父さん，おじいちゃん，おばあちゃんもご一緒にどうぞ」	余裕を示せますし，診断につながる家族のいろんな視点を聴くことができます
	「お待たせしてすみません．お疲れでしょう」	当たり前ですが，言い忘れることありませんか？
	「（子どもに対して）今日は注射しないよ」	子どもは「悪いことすると注射してもらうよ」とか言われているものです．ただし，注射や採血する可能性が少しでもあるときには言わないこと（結果論であっても嘘はいけません！）
	「さっき，待合室で，ケンケンという咳をしていたのは○○ちゃんですか？」	アイスブレイクに使えますし，一発診断が可能です（上級者向け）
	「お熱が心配でこられたのですね…（間を取って相手の表情の変化をみる）．いつから熱があるのですか？」	closed-ended questionで入るときの一例．closedで入りながらも間をとるのが重要
転：情報収集	「お母さんも眠れなくてつらかったでしょう」	咳で眠れないという子どもを連れてきた，「お母さん」への一言．ねぎらいが大事です．わかってもらえると思える人にしか人は本当のことを話しません
	「嘔吐されると後片付けも大変ですもんね」	嘔吐の処理を家でするのは，テンションがさがるのです．「1回吐いたくらいで来て！」と軽い怒りを覚えたときにはこのフレーズで自分を落ち着けます．嘔吐は重篤な疾患が多いのです
	「ひっかいたり，こすったりしていませんか？」	かゆみを聴くときの方法
	「腕を動かさない，あるいは動かすと泣きますか？」	四肢の痛みを聴くときの方法
	「『食べる寝る遊ぶ』はできていますか？」	疾患にかかわらず，重症度を確認するときに有効な質問
結：クロージング（ホームケア）	「咳が強くなったら，水を少し飲ませて，背中をさすってあげてくださいね」	医学的に証明されているかどうかは問うところではありません．誰でもできる，常識的なケアを伝えてあげればよいのです．「2時間ごとに鼻水を吸ってあげてください」というような現実的に難しいことを言うのは逆効果です
	「もし，嘔吐が6時間以上続いたり，呼びかけても反応が鈍いくらいぐったりしたり，眠れないくらい痛みが強くなるようなら再度受診してください」	もしこうなったらこうしてくださいという評価基準を家族に教えます．これを「as needed instruction（もしものときの指示）」といいます．「痛ければ受診」というあいまいな指示ではなく「眠れないくらい」「今より悪化する」「痛み止めを飲んでも効かない」など，できるだけ具体的に伝えます

（次ページに続く）

表2　小児診療で使える起承転結フレーズ集とその解説（2/2）

起承転結	フレーズ例	解説
結：クロージング（ホームケア）	「明日，小児科外来／かかりつけ医を受診してください．必要があればより詳しい検査をしてくださると思います」	再評価のタイミングを指導します．緊急度と治療がどのくらいで効果がでるのかを加味しますが，救急外来では翌日の受診を指示すれば通常問題になりません
結：クロージング（ファミリーケア）	「おたふく風邪ですので，明日から保育園はお休みしないといけません．○日の○曜日にはまた登園できるようになりますが，お母さんのお仕事は大丈夫ですか？家にほかにみてくれる人はいますか？」	ひとり親の家族に対してだけではありません．共働きの家族はとても多いです．祖父母に預けられればよいですが，祖父母も仕事をしている家族もあります．あなたの働いている地域には，病児を預けられる施設がいくつありますか？それを紹介できるようになっておきましょう
	「子育ては慣れましたか？夜泣きはありませんか？」	子ども虐待は身近にあります．程度の差はあれ，子育てでイライラしない親はいないのです．ただし，親の言う病歴に矛盾点を見つけても最初からは追求しないようにします．子育ては社会的にとても重要な活動の1つです．子育てしている人をねぎらい，困っていることに手を差し伸べ，励ましましょう
	「今日は，○○ちゃんをみさせてもらえてよかったです．元気をもらえました」	本当のことを伝えましょう．心からの言葉を伝えれば，わかりあえるものです

表3　泣く子への対応

上手に伝えるためのひとこと：泣く子には「なくこ」で対応
「な」：「涙が流れているということは，脱水はひどくないってことだね！」 「く」：「口を大きくあけてくれているので，口の中が見やすいし，のどをみる棒（舌圧子）も使わなくてすむね！」 「こ」：「呼吸の音がよく聞こえるよ！大きく息を吸ってもらう必要がないからね！」
ほかにも， 「これだけ元気に泣けていたら，重症な病気の可能性は減るね！本当に重症な子どもは強くは泣けないものだから」 「僕を見て泣いたということは，僕が知らない人だとわかっている．これは意識の状態がまずまずよいという意味なのですよ」
声かけ以外にも身体診察のときに， 大きく泣いている子どもは，診察の最初にのどをみてしまうこともあります．そして上手にみられたら，ほめましょう．「泣いちゃったけど，泣いてくれたおかげもあって，しっかりみることができました．ありがとう」

❷ closed-ended question + doorknob question セット

　待ち時間の長い外来で，「予診できかれたし，問診票にも書いたし，子どもは泣いているし…」という患者さんに，「どうしたのですか？」と聴くと「だ・か・ら…熱！」となったことがあります．そのため，あえてclosed-ended questionで入るときもあります（表2）．そのときには，必要な病歴や，真の受診理由を聴き逃すことがあるので，必ずどこかで「何か付け加えて言いたいことはありますか？」とdoorknob questionを入れるようにします．

表4　小児特有の病歴「わしき」

上手に小児のリスク因子を把握するためのひとこと：わしき！
「わ」：**ワクチン接種歴**…髄膜炎関連（肺炎球菌，ヒブ）ワクチン接種により髄膜炎リスクは劇的に減少します．2014年より水痘ワクチンが定期接種になっています．疑っている病気に対して，それに対応するワクチン接種歴をピンポイントでききます．たんに「予防接種していますか？」はNG
「し」：**出生歴**…低出生体重児や早産児は，RSウイルスを代表とする感染症の悪化リスクとして重要です．黄疸について，退院時期についても確認します．「出産の体験はどうでしたか？」と母親に聴く（birth review）ことも母親との関係づくりには役立ちます
「き」：**既往歴／内服歴**…心疾患（先天性心疾患，川崎病，不整脈，心筋症）は稀な疾患と関連している可能性があります．内服歴については，テオフィリンはけいれん，ピボキシル基をもった抗菌薬は低血糖などのリスクがあります．長期管理の内服薬は既往歴と合わせて聴きましょう
じつは，「し」にはもう3つあります．しいて言うと「わし₄き」でしょうか…．
「し」：**小学校での検診**…心電図検診，尿検査．この2つにより心疾患や腎疾患のリスク評価がわかることがあります
「し」：**食事**…アナフィラキシー，食中毒などは小児に多いです．また，子どもは銀杏を食べすぎるとけいれんします（銀杏中毒）．乳児のハチミツ摂取によるボツリヌス中毒も小児特有です
「し」：**周囲の流行**…小児診療は流行疾患が多いです．インフルエンザはもちろん，ムンプス，水痘，マイコプラズマ，RS，hMPV，手足口病，ロタ，ノロ，アデノなどなど枚挙にいとまがありません

Point

closed-ended question は doorknob question とセットで使う！

3）転（疾患の情報収集）：「お母さんも眠れなくて，つらかったでしょう」

引き続き「手あて」の病歴聴取を考えます．

❶ 一番大事なのは「承認」と「共感」（表2）

「こんな時間にこんな主訴で受診しなくても…」と思うこともあるかもしれません．しかし，親も子もほかにやりたいことがある時間を使って，子どものために受診しているのです．それだけでも承認に値すると思います．

❷ 小児特有の病歴聴取「わしき」

手あての病歴聴取と同時に，子どもに対する必要十分な情報収集をします．これは小児特有の疾患についての知識が必要ですので，他書でしっかり勉強してください．どうしても外せないけれど，内科ばかりしていると忘れがちな聴取事項を思い出す語呂合わせがあります．語呂合わせは英語が多いですが，筆者は「和式」にこだわります（表4）．

❸ 言葉にならない訴えを，言葉に置き換える（表2）

「胸が痛い」と訴える乳児はいません．それは，**多呼吸，冷や汗，顔色不良，睡眠不良**として表現されます．あいまいな訴えであったとしても，母親の訴えを軽んじてはいけません．子どもの病気の専門家は小児科医や小児科に携わる医師かもしれませんが，「**その子の専門家は母親／父親**」なのです．そして，「**そうでないと証明されるまでは母親の言うことは常に正しい**」のです．

話ができる子どもには積極的に問いかけて，診療に参加してもらいます．

4) 結（病歴聴取をクロージングする）：「今日は○○ちゃんの39℃の高熱と咳が，インフルエンザじゃないかと心配して受診されたのですね」

❶ サマリーを伝える

必要十分な情報を収集したら，病歴聴取をクロージングしていきます．そのときに，上記のように情報のサマリーを伝えるとよいでしょう．場合によっては，**追加の情報や真の受診理由**が述べられることがあります．

❷ ホームケアを指導する

皆さんは，家族にケアをしてもらってほっとしたことがありませんか？「薬飲んでおいてください」は，「薬が子どもを治す」というメッセージですが，風邪を含めて薬が効く病気はそんなに多くありません．逆に，**風邪には医師の共感が効果的**であるという論文があります[2]．家族が子どもをケアするという意識をもって説明をします．それによって，子どもが家族にケアしてもらえるかけがえのない体験を守ることができます（表2）．

❸ ファミリーケアを意識する（表2）

例えば，親が子どもの病気で休業を余儀なくされることは社会的な損失でもあります．**家族を通して社会をみる意識をもちます**．

筆者は子どもを診療しているとどんどん元気が出てきます．子どもたちの笑顔や一生懸命な姿をみられる喜びを素直に表現し，その家族の子育てを祝福します．「**また，子育てがんばってみよう**」そう思える診療がよい診療です．

> **Point**
>
> **虐待を疑うケースに出会ったら！**
>
> 「鋭い質問は自分に向けよ」これは筆者の鍼灸の師匠である藤本蓮風先生の言葉です．自分は犯人捜しをしていないか？ 親の言う病歴に矛盾点を見つけたとしても，そこに鋭い質問を浴びせてはいけません．矛盾は矛盾のままおいておきながら，**虐待の対応に慣れた医師に交代してもらう**のがよいです．するべき鋭い質問は「私は子どもと家族のために診療をしているか？ 自己満足のためではないか？」という自問です．

3 おわりに

今回述べたこと以外にも，伝えたいことがたくさんたくさんありますが，字数の関係で別の機会とします．小児科も，他科と同じように，やればやるほど奥が深く，それは教科書に書いていないことばかりです．言葉の力を使って，「**家族が子どものケアをし，子どもが家族にケアしてもらえるチャンス**」をつくってあげてください．

■ 引用文献

1) 児玉和彦：時間外の外来での病歴聴取のコツ．小児内科，48：1707-1712, 2016
　↑手前味噌ですが，今回は触れなかった，子どもの病歴聴取における「心のもち方」を詳しく書いています．平常心で患者さんを診られるようになりたい人へ．

2）Rakel DP, et al：Practitioner empathy and the duration of the common cold. Fam Med, 41：494-501, 2009
↑医師が十分に共感してくれていると患者さんが感じた場合，風邪が治ったと感じるまでの期間が約1日短縮するという論文．「手あて」は「手」のみにあらず．

■ **参考文献・もっと学びたい人のために**

1）「たのしい小児科診察 第3版」（Denis Gill, Niall O'Brien/著，早川 浩/訳），メディカルサイエンスインターナショナル，2008
↑時代を越えた良書．全体を通して流れる，子どもと家族への優しい視点が「小児科とはなんたるか」を教えてくれています．
2）「子どもの風邪 新しい風邪診療を目指して」（西村龍夫/著），南山堂，2015
↑画期的な本です．風邪をどうやって患者さんに説明したらわかってもらえるかのヒントがたくさんちりばめられています．
3）「HAPPY！ こどものみかた 第2版」（笠井正志，他/編著），日本医事新報社，2016
↑再び手前味噌になってしまいますが，子どもの病歴と身体診察に特化した日本語の教科書としておすすめできます．

第3章 私が答えます！医療面接の「どうすればいいの!?」

12 患者さんの話を脱線させないためにはどうすればよいでしょうか？

松本衣里，吉松由貴

Answer

- 患者さんにとっては脱線ではない
- 「くり返し」「息継ぎのタイミングの質問」など脱線を本線にする話の聞き方を身につけよう

0 はじめに

　みなさんは学生時代から医療面接の練習を重ねてきたと思います．しかし，実際に臨床現場で患者さんと向き合うと，OSCEの型に沿って医療面接をはじめても，患者さんは医師が聞きたい情報だけを話すわけではないことに気がつきます．特に救急外来では時間が限られています．主訴と関係のない話をはじめる患者さんや，それをコントロールできない自分の面談技術不足に困ることもあるでしょう．患者さんの話を脱線させないためにはどうすればよいのでしょうか？

1 脱線が出現する原因とは？

　医師にとっては脱線でも患者にとっての本線である場合や，患者さんが混乱し本線を見出せていない場合，医師は「脱線がはじまった」と感じることでしょう．患者―医師間の乖離が，脱線が出現する原因のように考えます．この際，必要なのは，「患者さんと共通理解基盤をつくる」ことだと筆者は考えます．この考え方は，家庭医学の領域でよく語られることです[1]．問題が何で，患者さんがどう解釈しているのか，診療のゴールは何なのかなどを，患者と医師が合意形成することで，脱線は出現しにくくなるかと考えます．

2 救急外来では患者と医師の気持ちがすれ違う

　しかし，問題になるのが，救急外来では，共通基盤形成が困難な場合があるということです．救急外来では，生命を脅かす病態に対して緊急処置をしなければならないうえに，一見軽症に見えても重症化していく症例もあります．医師の関心は，まず病態や疾患の把握に向けられ，しかもそれをより迅速に行う必要があります．一方，患者さんは，急な病状に混乱しており，さまざまなことを訴えるでしょう．そのような短い時間で過剰なストレスに晒さ

れるなかでのコミュニケーションでは，患者と医師の気持ちはすれ違い，共通基盤を築きにくくなります[2]．

3 脱線を本線にする技術（表）

脱線させないためには，2つの方法があります．1つ目は患者さんに向かって，「私が聞きたいのはそのような話ではありません」と言って，患者さんの訴えを遮る方法です．2つ目は，脱線を本線にする方法です．

今回われわれは，「限られた時間のなかで脱線を本線にする」方法について論じていきたいと思います．**脱線を本線にするには，まずは傾聴が大切**です．今回はさらに踏み込んで，以下に具体的なテクニックや考え方も紹介しようと思います．

1）患者さんはいつも正しい

患者さんが医師をミスリードしようとしているのではありません．ほとんどの場合，患者さんは医師の時間を無駄にしないように，医師の必要とする情報は何でも提供しようと気を遣っているものです．しかし患者さんは医学的知識がないため，どのような情報を提供すればいいのかわからないのです．患者さんも医師も，病の治癒という目標は同じなので，まずは「患者さんは正しい」と考え，**患者さんの意見を受容する**ことからはじめたいものです．

表　脱線を本線にする技術

	視点	キーフレーズ，手法
取り組む姿勢	本線を見失わない	医学知識に基づき，あらかじめ自分なりの本線を組み立てておく
	患者はいつも正しい	こちらの想定していない流れでも，まずは患者の意見を受容する
実際の技術	患者の言葉で話す	（患者が，ナイフを用いて痛みを表現した場合）「鋭いナイフの痛みですか？ゆっくりねじ込まれる感じですか？」
	患者の話したい順番で聞く	OPQRSTの順に固執しない
	重要な単語をそのままくり返す	「○○が心配で来られたのですね」
	回答するチャンスを3回は与える	こちらの希望する回答がなくても焦らない
	息継ぎのタイミングで質問をする	「ところで，今回の痛みについて，もう少し聞かせてください」
	時間制約をあらかじめ伝える	「今日は○○さんのために15分間しっかりと時間をとってきました」
	検査を優先しながらも，共感する	「ご家族が心配されている○○を，われわれもとても心配しています．まずは急いで検査をさせてください」
	お話を大切に思っていることを伝える	「検査中にもう一度お話しを聞かせてください．ご家族のお話は，診断に大変役に立つと考えています」
次へつなげるために	建設的な意見に耳を傾ける	周囲のスタッフへ「どうしたら，もっとよくなるでしょうか」
	第三者の視点は学びの宝庫	周囲のスタッフへ「患者さんの反応は，どうでしたか」

2）患者さんの言葉で話す

患者さんが抽象的な言葉で話すときは，**患者さんが好んで使う言葉やイメージ，比喩に耳をすますことがラポール形成に大切です**．例えば，「ナイフが差し込まれるような痛み」と言われれば，患者さんの言葉をそのまま用いて，「鋭いナイフの痛みですか？ ゆっくりねじ込まれる感じですか？」と言ったように「ナイフ」による質問を続けましょう．医療面接はOPQRST順で聞く必要はなく，患者さんの話したいと思う順番で聞いていくことも，スムーズなコミュニケーションのコツです．

3）患者さんの発言をくり返す

発言を引き出すことに役立つのが，「くり返し」の技法です．**患者さんが話を止める直前に口に出したフレーズや重要な単語をそのままくり返すのです**．患者さんには，辛抱強く，質問に**回答するチャンスを3回は与えた方がよい**とされています．

4）患者さんの息継ぎのタイミングで聞きたいことを質問する

関節痛の質問をしていたのに，現在の関節痛の話から，50年前の工事現場で負った熱傷の古傷の話になるような患者さんもいます．脱線であると判断する場合には，患者さんの**息継ぎのタイミングで**，新たな質問をしましょう．

5）時間制約を設ける

時間は有限で，医師は多忙な業務を送っています．話が長くなる患者さんには，**面談開始時に，面談時間制限を提示**します．その際，「15分間しか話せません」と告げるのではなく，「今日は●●さんのために15分間しっかりと時間をとってきました」と告げることで，時間内に面談が終了しない場合に切り上げることも可能ですし，時間がないことを理由に，脱線しないようにマネージメントすることを患者さんにも協力要請しやすくなります．医師が多忙ななか15分間を確保したと伝わり，患者満足度も高まると考えています．

6）共感し検査を優先する

頭蓋内出血などの重篤な疾患は，ウォークインよりも救急車で来院することが多いですが，ウォークインでも重篤な疾患を疑うことがあります．

患者さんがほとんど話せない場合でも，家族は心配してたくさんのエピソードや気がかりを話すでしょう．医師が「分単位で対応が必要だ」と感じるのであれば，共感したうえで，面談は中止することも大切です．その際，「その話は今は関係ありません，検査しなければ何も言えません」と伝えるよりも，「もしかしてご家族は，患者さんの重大な病気を心配されているのではありませんか？ 私も，それをとても心配して，疑っている疾患がいくつかありますので，まずは急いで検査をさせてください．患者さんに検査に行ってもらっている間に，ご家族からの話をもう一度聞かせてください．ご家族の話は診断に大変役に立つと考えています」と伝えています．

7）本線を見失わない

患者さんは，現在の困っている主訴に関連したエピソードを見つけることができずに脱線

していることがあります．**医師自身がいつも本線を見つめておくことが大切です．**患者さんとともに脱線した線路を歩くのではなく，本線も脱線した線路も見えている存在であるべきです．それには，日頃のしっかりとした医学知識の積み重ねで自分なりの本線を組み立てておくことが大切です．

8) フィードバックをもらう

　救急外来終了後に，周囲のスタッフさんに今日の診察の態度について雑談のようにしてフィードバックを求めましょう．「先生，今日は最後の方は苛立ってましたね，患者さん多かったですけど，伝わっちゃうと思いますよ」や，「先生，声が小さすぎておばあさんには聞こえないと思いますよ」とアドバイスをいただけることもあるでしょう．看護師さんは診察室のカーテン越しに，医師をよく見てくれています．客観的な意見をもとに，さらなる面談スキルを向上させることが大切です．

4　おわりに

　患者の満足度は，受付/看護師の態度・待ち時間の満足度，医師に関する満足度，自覚症状や精神的な悩みの軽減に関する満足度の3点から分析した場合，約7割までが医師に関する要因で決定されているそうです[3]．また，その医師に関する満足度の要因をさらに分析した結果は，医師の聴く態度・わかりやすい説明であるといわれています[3]．以上のように，医師のコミュニケーション能力は，外来患者の満足度と高い相関関係があることがわかっています．

　台本通りではない患者さんの訴えを，緻密に拾い，医療に活かせる情報として捉え直すことも，医師の大切な役割だと考えます．特に，限られた時間のなかで診察を行う救急外来では「脱線」がはじまることに焦りを覚えることもあるでしょうが，上記のような技法を使い，少しでもたくさん患者さんの苦しみを分かち合い，理解し，治癒に向けたアセスメントを行っていきたいものです．

　日進月歩の医学を学べば学ぶほど，患者さんの視点を忘れてしまいます．患者さんが脱線したと決めつけるのではなく，患者さんの気持ちや考えの道筋を理解できていない自分自身に気づくこと，**1回1回の面談や医療面接の振り返りをする**ことがさらなる面談技術の発展につながると考えます．

■ 引用文献
1)「マクウィニー家庭医療学 上巻」(McWhinney IR, Freeman T/著, 葛西龍樹, 草場鉄周/訳), ぱーそん書房, 2013
2) 関 義元：救急外来でこそ求められるコミュニケーションスキル．medicina, 47：1684-1687, 2010
3)「実践！患者満足度アップ」(前田 泉/著), 日本評論社, 2005

■ 参考文献
1)「The Medical Interview：Mastering Skills for Clinical Practice（5th Edition）」(Coulehan JL, Block MR), FA Davis, 2005
2)「The Inner Consultation（second edition）」(Neighbour R), Routledge, 2015
3)「サパイラ 身体診察のアートとサイエンス 原書第4版」(Orient JM/著, 須藤 博, 他/監訳), 医学書院, 2013

第3章 私が答えます！医療面接の「どうすればいいの!?」

13 外国人を診るときはどうしたらよいのだろう？
言葉の壁を打ち破れ：Break the language barrier！

鎌田一宏

Answer

- Don't think... Feel！ Non-verbal communication（ノンバーバルコミュニケーション）を理解する
- "General appearance" を記載する癖をつけよう！
- "嗅診" を鍛えよう!!

0 はじめに

　訪日外国人旅行者数は年々増え続け，年間2,000万人を超えた2016年度に続いて2017年度も過去最高を記録しました．また日本在留外国人もすでに250万人を超えています．英語で書かれた問診票が目に入って，思わず「うっ！」と身構えてしまったこと．誰もが経験のある話かもしれません．そう，診察室の扉の向こうには，もう日本人だけが待っている時代ではありません．でも，そんな時代の今だからこそ，あなたが，勇気を出して，助けを待つ患者さんのもとに行きましょう！

1 前提 ―彼を知らずして己を知るは一勝一負す―

　これは，『孫子』の一節です．自己の鍛錬のみならず，相手をよく知り，分析してこそ，その先に勝利があります．逆に相手を知らなければ，結果は運しだいということです．
　そこでまず知りたいのは，どんな外国籍の方が国内に多いかということです．法務省の公表しているデータを見ると（表1），予想以上に英語圏以外の国籍の方が多いことがわかります．また在留外国人の2～3割ほどしか英語でのコミュニケーションができないといった報告もあります．つまり，**医療者側が英語で対応できるからそれでよいというわけではないのです**．
　次に，そういった彼らが医療機関を受診する時，どんなことに困っているのでしょうか．「言語」の問題はもちろんですが，その背景にある「文化・習慣（医療事情）」「生活背景（金銭なども含める）」といったことに困惑していると言われています．短期の海外旅行だけでも，ストレスを経験したことのある人は多いと思います．長期になればそれだけ，身体的負荷だけでなく，場合によっては，精神的，金銭的負荷もかかるのです．

表1　法務省 在留外国人統計（2018年度6月末）

国籍	在留総数（人）
中国	933,680
韓国	530,355
ベトナム	298,681
フィリピン	285,293
ブラジル	198,273
台湾	145,485
米国	111,779
ネパール	87,148
インドネシア	66,867
タイ	65,497

文献1より引用．

2　概論：ノンバーバルコミュニケーションを理解する

　こういった背景でも，つまり仮に言語的コミュニケーションが難しくても，われわれを後押ししてくれる，他者の心に意味を生じさせるのが『ノンバーバルコミュニケーション（nonverbal communication：非言語コミュニケーション）』になります．誰もが，相手を見て「この人の言っていることは本当だ」あるいは「嘘をついているかもしれない」と感じた経験をしたことがあるでしょう．また，面と向き合って英語を話すより，電話で話す方がはるかにコミュニケーションをとるのが難しいと知っているでしょう．それは，ノンバーバルコミュニケーションの有無，働きが関与しています．以下が代表的な機能と方法といわれています．

1）ノンバーバルコミュニケーションの6つの機能

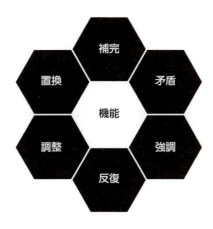

❶ 補完 Complementing
例：温かく抱擁をしながら「好きです」と言うと，言葉の意味をより明確に，精密化します．

❷ 矛盾 Contradicting
例：冷笑して「さすがですね」と言うと，皮肉に聞こえ，言葉と反対の意味を示します．

❸ 強調 Accenting
例：拳などを使って発言前にポーズすることで，言葉を強調，誇張，目立たせます．

❹ 反復 Repeating
例：「2つください」と注文しながら指を2本立てると，言葉を反復することになります．

❺ 調節 Regulating
例：自分が話しているときに相手の意見を求める場合，相手を見て声の抑揚を変えます．こうして言語メッセージの流れが調節，管理されます．

❻ 置換 Substituting
例：「さようなら」の言葉の代わりに手を振ると，言葉と同様の意味になります．

2) ノンバーバルコミュニケーションの6つの方法

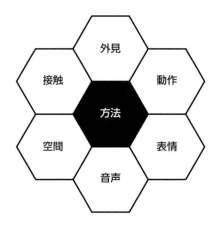

❶ 外見的特徴 Physical appearance
性別や人種，年齢を予測できます．また体型から内面的性格，服装や所持品から社会的地位や民族性，宗教，職業，趣味も予測できるかもしれません．

❷ ジェスチャーと動作 Gesture and movement
指で丸をつくるOKサインのように特定の言語的意味をもつもの〔エンブレム（象徴）と呼ばれる〕から，キス，姿勢のように状況や文化により違う意味をもつものまでさまざまあります．

❸ 表情と視線行動 Facial and eye behavior
表情は幸福，悲しみ，怒り，恐れ，驚きなどの内的感情，もしくは意図の表れといわれています．また視線は，アイコンタクトなどでもお馴染みですが，動機づけや関心を示します．

❹ 音声行動 Vocal behavior
言語メッセージに音色が付随することで，感情や健康状態，年齢，性別など膨大な情報を得ることができます．声の高低，ボリューム，速さ，アクセントなどがこれに該当します．

❺ 空間 Space

文化，年齢，性別，性格，経歴によって空間の使い方は異なるといわれています．また，不可視のシャボン玉ともいわれるパーソナルスペースは，他人との快適な距離を保ち，個性，他者との状況や関係性を示します．

❻ 接触 Touch

接触する方法や量，場所を変えることで，相手との関係性，気持ち，感情を伝える手段として用いられます．また自己接触は不安やストレスの存在を表している可能性もあります．

これらの6つの機能，方法は必ずしも独立して起こるわけでなく，同時に起こることもよくあります．

近年，ITの普及と少子化の影響でface to faceのコミュニケーション能力は低下しているといわれています．とは言え"以心伝心"，"阿吽の呼吸"などともいうように，日本人は言いたいことを言葉にせずとも相手に伝えられる，「高コンテクスト文化」の代表国と文化人類学のなかでは古くから位置付けられています．しかし，どんなに素晴らしい話もそれだけでは伝わりません．ノンバーバルコミュニケーションを駆使して，良好なコミュニケーションをめざしましょう．

3 実践：ノンバーバルコミュニケーションを読みとる

1) General appearance

皆さんは，カルテのobjectiveの欄にまず何を記載していますか？　筆者は，バイタルサインの前に必ずGeneral appearance（見た目）を書くようにしています．それは，ときにバイタルサイン以上に重症度を見破る鍵となり，また臨床診断に結びつくこともあるからです（表2）．

患者さんを"診る"前に，しっかり"見る"ことも必要なのです．「外見で中身を判断してはいけない」といいますが，ぜひ，はじめて会った患者さんの年齢や，体重，職業歴なども，聞く前に一度予測してみてください．いろいろなものが見えてくるでしょう．

表2　見た目から推測される臨床診断例

見た目	臨床診断例
身なりが整っていない	うつ病，統合失調症，認知症など
刺青，ピアス	C型肝炎やB型肝炎
小児や高齢者のあざ	虐待
動作緩慢	うつ病，認知症，Parkinson病，甲状腺機能低下症
落ち着きがない	薬物中毒，躁病，統合失調症，甲状腺機能亢進症
冷汗	極度の身体的・精神的ストレス状態 （心筋梗塞や大動脈解離などのときもあります）

表3 嗅診の代表例

匂い	診断
アセトン臭	糖尿病性ケトアシドーシス
尿臭	尿毒症
腐敗臭	肝性脳症
嫌気臭	嫌気性菌感染症

言葉では難しいですが，脳梗塞なども独特の匂いを感じるときがあります．

⚠️ Pitfall

見た目＝「good」などの記載は極力やめよう！

慣れるまでは「見た目：よい，good」ではなく，より具体的な記載を心がけましょう．General appearanceの欄に正解はないのです．自分の言葉で記載してみましょう．

2）嗅診

匂いは，短期では意志伝達を目的にしておらず，ノンバーバルコミュニケーションには入りませんが，診断には非常に有用です．匂いの診察，嗅診は他覚的所見であり，病歴には入りませんが，ときに能動的に診察を行わずして行えるという点で，ほかの診察とは異なっているためここに示します（表3）．

4 アドバンスト："パーソナルスペース"を突破せよ

空いてるスペースに入り込んでみる！

先程，ノンバーバルコミュニケーションの方法のなかで，パーソナルスペースについて触れました．これは対人距離とも言われ，自分を中心として円周状に広がる，他者が近づいてきても不快に感じない距離，空間のことを指します．簡単に言えば，自身が周りに張り巡らす縄張りのようなものでしょうか．電車に乗ったとき，すべての椅子が空いていたら，あなたはどこに座るでしょうか？（男性であれば）トイレですべての便器が空いていたら，どの便器の前に立つでしょうか？電車であっても，トイレであっても，他者がいたらどこに自分の位置をとりますか？われわれは知らない間に，パーソナルスペースを意識して生活しているのです．

このスペースをあえて自ら意識して，逆にうまく利用してみましょう．（サッカーと同じように）スペースに走り込むと，チャンスが広がるのです（図）．例えば会話中，相手に突然近づき過ぎるのは危険ですが，相手のパーソナルスペースのギリギリに身を置き，徐々に相手のパーソナルスペースに入ると，仮にそこまで打ち解けていない間柄でも，何となく相手に

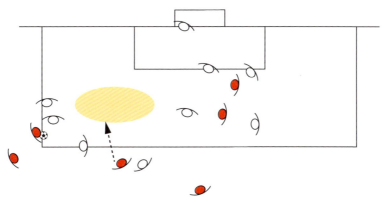

図　空いたスペースに入り込む

よい印象を与えることが知られています．
　相手が外国人であっても，普段から気の知れた友人であっても，会話の内容以外に相手との距離感も楽しみながらコミュニケーションを重ねることで，コミュニケーションの達人になるかもしれませんね．

5　それでも必要なもの

　1〜4を踏まえ，実際に患者さんを病歴聴取，診察するうえで便利な多言語対応の無料ツールを最後に紹介します．

- 多言語医療問診票：http://www.kifjp.org/medical/
- 外国人向け多言語説明資料（厚生労働省）：
  http://www.mhlw.go.jp/stf/seisakunitsuite/bunya/0000056789.html
- 外国語医科歯科診療マニュアル（神奈川県）：
  http://www.pref.kanagawa.jp/cnt/f4248/p11909.html

　こういったツールを使いながら，丁寧に絵や図を用いて説明し，医師と患者の双方が，何を理解していて，何を理解していないのかをはっきりさせて，診察を進めるのが理想的でしょう．またシリアスな話や，手術説明，複雑な話が必要なときは，経費がかかりますが，医療通訳や電話通訳の介入も考慮するべきでしょう．

> ⚠️ **Pitfall**
>
> - 患者さん付き添いの家族，親戚や友人が日本語を話せる場合は非常に助かります．しかし，個人情報漏洩や，説明内容誤認といった問題も生じうることを知っておきましょう
> - 片言の日本語程度は理解できる外国人が「わかった」と言う場合，完全にはわかっていないこともよく経験します．日本人が二言目には「Yes！」と言ってしまうのと同じです
> - 治療や処置の必要性をしっかり伝えましょう．患者さんは自国の感覚で解釈してしまうこともあります．結果，自己判断で処方薬を止めたり増量したり，また再診日に受診しないということも生じます

6 おわりに

　ノンバーバルコミュニケーションそのもの，大きく言えば医療そのものさえ，文化の産物です．医師，患者双方の豊かな感受性と理解のうえにこそ，良好な異文化コミュニケーションが生まれるのです．読者の皆さんの「O・MO・TE・NA・SHI」に期待しています．

■ 引用文献
1) 法務省：在留外国人統計（2018年度6月末）：
   http://www.moj.go.jp/housei/toukei/toukei_ichiran_touroku.html

■ 参考文献・もっと学びたい人のために
1)「非言語表現の威力 パフォーマンス学実践講義」(佐藤綾子/著)，講談社，2014
2)「Nonverbal Behavior in Interpersonal Relations 7th Edition」(Virginia Peck Richmond, et al, eds)，Allyn & Bacon, 2011
   ↑ノンバーバルコミュニケーションについて書かれた本．どちらも非常にわかりやすく書かれていますが，特に1)はノンバーバルコミュニケーションを使って，いかにプレゼンテーションをするかといったことにも触れられており，すべての臨床医にとって参考になります．
3)「疑問・難問を解決！外国人診療ガイド」(西村明夫/著)，メジカルビュー社，2009
   ↑巷によくある医療英会話のような本ではなく，実際の医療現場で必要となる医療通訳や，問題となる保険などについて，より実践的に言及しており，病院全体として取り組みを構築するうえで参考になります．

第3章 私が答えます！医療面接の「どうすればいいの!?」

14 海外渡航帰りの患者さんのポイントを教えてください

片浪雄一，忽那賢志

Answer

- 輸入感染症はフォーカスがはっきりしないことが多いため，病歴聴取が重要
- 海外渡航歴を積極的に聴取することが必要．渡航地域と渡航日程，曝露歴も確認する

はじめに

　輸入感染症の特徴としてフォーカスがはっきりせず，発熱や倦怠感など非特異的な症状のみを呈するケースが多いということがあります．病歴を聴取し，**潜伏期や疫学的な情報をもとに鑑別を狭める**ことができれば早期診断につながり，不必要な検査も減らすことができます．海外からの帰国者を評価するうえで，病歴聴取は非常に重要です．

症例

20歳日本人男性．受診前日の夜から38.7℃の発熱と倦怠感を自覚した．市販の感冒薬を内服し，いったん解熱したものの，すぐに再度発熱を認めた．呼吸器症状はなかった．友人がインフルエンザに罹患したと聞き，近医を受診した．近医でインフルエンザの検査を受けたが，陰性であった．検査が陰性でも否定はできないと考えられ，抗インフルエンザ薬を処方され経過をみることとなった．

　ここまでは日常よくある話ではないでしょうか．友人もインフルエンザに罹患しており，この患者さんもインフルエンザではないかと考えたくなるかもしれません．しかし，呼吸器症状がないという点からはインフルエンザの可能性は低いと考えられます．

症例のつづき

その後も発熱が持続し，5日後に再診された際に黄疸の出現もあったため当院に紹介となる．病歴を聴取し直すと，受診の1週間前まで西アフリカのブルキナファソに6カ月間滞在していたことが判明した．検査の結果，熱帯熱マラリアと診断した．

　じつはこの患者さんは渡航歴がありました．最初の受診の際に西アフリカへの渡航歴が聴取できていればマラリアの可能性を考えることができたかもしれません．

Point

こちらから渡航歴を聴取しにいくことが大切！

1 渡航歴

まずは**トランジットも含めて**渡航したすべての地域を確認します．頻回に海外に渡航している人の場合は，まずは**直近の半年間**の渡航地域を確認するとよいでしょう．ただ，それで診断がつかない場合にはさらに過去の渡航歴も聴取する必要があります．渡航した地域を聴取するのみではなく，潜伏期を考えるうえでもいつからいつまで滞在していたのか，また現地でどのような曝露歴があったかも確認することが重要です．

1) 渡航地に関する情報収集の方法

世界中の国でどういった感染症があり，今何が流行しているのかを確認することは難しいと思います．また，**除外しておきたいのがマラリア**であり，マラリアのリスクがあるのかどうかを必ずチェックしましょう．こういったときにはインターネットで情報を収集することができます．

役に立つサイトとしては，日本語であれば厚生労働省検疫所のサイトであるFORTH（http://www.forth.go.jp），英語でもよければアメリカ疾病予防管理センターのTravelers' Health（http://wwwnc.cdc.gov/travel）が参考になります．そのほか，マラリア流行地域の情報についてはfitfortravel（http://www.fitfortravel.nhs.uk/home.aspx）やMalaria Atlas Project（http://www.map.ox.ac.uk）なども役に立ちます．

2) 潜伏期

海外帰国後の患者の評価では潜伏期を考えることが非常に重要です．潜伏期は大きく10日以内，11〜21日，30日以上の3つに分けて考えると整理しやすいです（表1)[1]．

表1 主な疾患の潜伏期

短期 （＜10日）	中期 （11〜21日）	長期 （＞30日）
アルボウイルス感染症	マラリア（特に熱帯熱）	マラリア
ウイルス性出血熱	レプトスピラ症	結核
インフルエンザ	腸チフス・パラチフス	ウイルス性肝炎
細菌性腸炎	リケッチア感染症	腸管寄生虫感染症
ウイルス性腸炎	アフリカトリパノソーマ	急性HIV感染症
リケッチア感染症	ブルセラ症	住血吸虫症
ペスト	腸管原虫感染症	フィラリア症
炭疽	ウイルス性肝炎	アメーバ肝膿瘍
貝中毒	糞線虫症	リーシュマニア症
	ライム病	シャーガス病
	ハエ症/スナノミ症/疥癬	

文献1より引用．

3）曝露歴

病原体に感染するためにはその病原体とどこかで接触している必要があるため，渡航先での活動内容を詳細に聴取することで，病原体と接触した可能性を探っていきます．例えば蚊に刺された場合は，マラリアやデング熱など，ダニに噛まれた場合はリケッチア感染症やライム病などが想起されます（表2）．

2 ワクチン接種歴

以前のワクチン接種歴（最終接種の日時も含め）も参考になります．最近のワクチン接種歴があったり，抗体価が十分にあることが確認できていればA型肝炎やB型肝炎，黄熱，麻疹に罹患する可能性は低いと考えられます．ただし**ワクチン接種歴があるからといって，その疾患が完全に否定できるわけではなく**，例えば腸チフスのワクチンについては50〜80％の予防効果とされています[2]．

表2 曝露歴とそれに関連する疾患

曝露		疾患
咬傷	蚊	マラリア，デング熱，黄熱，チクングニア熱，日本脳炎，フィラリア症
	ダニ	ボレリア感染症（ライム病，ダニ媒介性脳炎，回帰熱），リケッチア感染症（発疹チフス，ロッキー山紅斑熱），クリミア・コンゴ出血熱，Q熱，野兎病，脳炎，エーリキア症
	ハエ	アフリカトリパノソーマ症，糸状虫症，リーシュマニア症，バルトネラ症，サルモネラ感染症，ハエ症
	ノミ	ペスト，スナノミ症
	サシガメ	シャーガス病
	哺乳類	狂犬病，鼠毒，野兎病，炭疽，Q熱，蜂巣炎
経口摂取	水	A型肝炎，E型肝炎，コレラ，ノロウイルス感染症，サルモネラ感染症，赤痢，ランブル鞭毛虫症，ポリオ，クリプトスポリジウム，サイクロスポーラ，メジナ虫症
	乳製品	ブルセラ症，結核，サルモネラ感染症，赤痢，リステリア
	生もの・非加熱食品	腸内細菌（サルモネラ，赤痢菌，大腸菌，カンピロバクターなど），蠕虫（回虫，旋毛虫，条虫），原虫（アメーバ，トキソプラズマ）
淡水との皮膚接触		レプトスピラ症，住血吸虫症，アカントアメーバ，ネグレリア
土壌との皮膚接触		鉤虫症，皮膚幼虫移行症，内臓幼虫移行症，レプトスピラ症
性交渉		HIV感染症，B型肝炎，C型肝炎，梅毒，淋菌感染症，クラミジア感染症，ヘルペスウイルス感染症，パピローマウイルス感染症
病人との接触		肺炎，結核，EBウイルス感染症，髄膜炎，リウマチ熱，ラッサ熱

文献1より引用．

3 マラリアの予防内服や治療歴

　マラリアのリスク国への渡航歴がある際に，マラリアの予防内服を行っていたかどうか，現地でマラリアの治療を受けたかどうかも聴取すべきです．どこで処方された，何という名前の薬剤を，いつからいつまで内服していたのかも確認する必要があります．予防内服を適切に行っていればマラリアの可能性は下がりますが，否定はできずマラリアの検査をしなくてもよいということにはなりません．また現地でマラリアと診断されたといっても，その診断が間違っていることや，治療薬が偽薬でありしっかりと治療を受けていない可能性も念頭に置いておく必要はあります[2]．

Pitfall

渡航先での診断や治療を過信しないように！

4 おわりに

　輸入感染症の病歴聴取について述べてきましたが，忘れてはいけないのが，海外に渡航したからといって輸入感染症とは限らないということです．渡航とは関連のない感染症も忘れないようにしましょう．

■ 引用文献
1) Spira AM：Assessment of travellers who return home ill. Lancet, 361：1459-1469, 2003
2) 「CDC Health Information for International Travel 2016」(Gary W. Brunette, ed), Oxford University Press, 2015

■ 参考文献・もっと学びたい人のために
1) 「症例から学ぶ 輸入感染症 A to Z」(忽那賢志/著), 中外医学社, 2015
　↑輸入感染症の診断までのプロセスをわかりやすく解説しています．
2) 「グローバル感染症マニュアル」(国立国際医療研究センター国際感染症センター/編), 南江堂, 2015
　↑診断・治療，渡航相談への対応など臨床現場で必要な情報をまとめてあります．

第3章 私が答えます！医療面接の「どうすればいいの!?」

15 患者さんを安心させる病状説明のしかたがわかりません…

関根一朗

Answer

- 救急外来の病状説明で伝えるのは「診断名」ではなく，「想定される経過」と「再受診すべき具体的な状況」である
- 簡にして要を得た説明を心がける．詳細な説明が必ずしもわかりやすい説明とは限らない

0 はじめに

「声は人なり，言葉は心なり」

声はあなたのひととなりを表し，言葉はあなたの心を表します．

適切な検査を選択し，適切な抗菌薬を選択するように，適切に患者の心情を想像し，適切な言葉を選択する努力を怠ってはいけません．

診察室から待合に顔を出し，いつもより**低くてよい声**で，いつもより**ゆっくりはっきり**と患者の名前を呼びます．そして，お大事になさってくださいとあたたかく見送るまで，声を，言葉を意識し続けます．

1 病状説明とは

同じ患者に誰が採血をしても数値は同じです．同じ患者に誰がCTをオーダーしてもできる画像は同じです．しかし，検査の結果は一緒であっても，説明が違えば患者が受ける印象は異なります．あなたの心がけしだいで，費用も時間もかけずに，「幸せ」を生み出せるかもしれません．

病状説明は「スキル（技術）」です．先天性の才能ではないし，お金を出して購入するデバイスでもありません．

サッカー選手がスキルを向上させるために毎日ボールを蹴るように，バンドマンがスキルを向上させるために毎日楽器を手にするように，われわれは病状説明のスキルを向上させるために毎日スキルアップを意識してトレーニングを行い続ける必要があります．

2　救急外来での病状説明「5つのパール」

1）「想定される経過」と「再受診すべき具体的な状況」を伝える

　救急外来での病状説明は難度が高いです．その理由はなぜでしょうか．救急外来での病状説明には，避けられない壁が2つあります．診断がついていない患者に病状説明をしなくてはならないことと，病状説明を聴く患者のコンディションが悪いことです．まず，1つ目の壁について説明します．

　診療時間や施行できる検査が限られている救急外来では，診療を一生懸命行っても，診断がつかないことが多いです．診断名がつけば，説明するのは比較的容易です．患者にとっても名前がついた事象の説明を聴くことは容易です．問題は，「名前はまだない」状態に関する説明です．

　救急外来の病状説明において，こんな経験はないでしょうか．

> **研修医**：腹膜刺激徴候は認めません．胆嚢炎を示唆する圧痛はありません．血液検査も炎症反応以外に異常ありません．エコーでも異常所見ありません．胃腸炎が疑わしいですが，急性虫垂炎かもしれません．何かあったらまた受診してください．
> **患者**：胃腸炎ですね！
> **研修医**：そうとは言いきれません．虫垂炎かもしれません．
> **患者**：虫垂炎ですね！
> **研修医**：……．

　このような状況での病状説明で重点をおくべきポイントはなんでしょうか．
　診断名を伝えることは病状説明のキモではありません．どんな患者にも伝えるべきことは2つあります．「想定される経過」と「再受診すべき具体的な状況」です．
　診断名がついていない患者に対する病状説明ではもちろんですが，診断が確定している患者に対してもこのポイントをおさえて病状説明を行います．

> **Point**
>
> **パール①**
> 　救急外来の病状説明で伝えるのは「診断名」ではなく，「想定される経過」と「再受診すべき具体的な状況」である．

2）A4用紙に書いて説明する

　では，大事なことを忘れず伝えるために，どのようにトレーニングしたらよいでしょうか．A4用紙に線をひき，上に「想定される経過」，下に「再受診すべき具体的な状況」を書きながら，病状説明してみましょう（図）．

図　病状説明の箇条書き例

　これだけは覚えておいてほしいということだけ箇条書きし，それを意識して説明します．これをくり返していると，A4用紙がない状況でも要点を得た説明ができるようになってきます．

👉Point

パール②
A4用紙を二分割し，要点を箇条書きして，説明に用いよ．

3)「専門用語を使わない」，「検査結果は解釈を伝える」

　救急外来における病状説明の壁，2つ目は，患者のコンディションが悪いということです．
　患者は体調不良を我慢していたけど，いよいよ我慢できなくなって真夜中に救急外来にやってきます．長い付き合いであるかかりつけ病院の主治医ではなく，面識のない初対面のあなたの前にやってきます．加えて，患者に付き添う家族も，辛そうな患者を心配したり，診察や検査の待ち時間にイライラしたり，とてもよいコンディションとはいえません．
　救急外来を訪れる人は，最悪の時間帯に最悪の体調です．注意力散漫であり，情報処理能力はきわめて落ちています．あなたが普段同僚と話す感覚で話しても伝わるはずがありません．
　具体的に気をつけることは，2つです．**専門用語を使わない**ことと，**検査結果は所見ではなく解釈を伝える**ことです．
　専門用語を使わないということは，医学用語を使わないことだけでなく，慣習的に医療従事者が使用する言葉にも気をつけるということです．CT検査を行うことを「アタマの写真撮りますね！」と言って本当に伝わるでしょうか．循環動態が崩れている患者を前に「ショックなので点滴します」と言って，誤解を招かないでしょうか．あくまで，目の前の相手が最悪のコンディションであることを忘れずに，理解状況に注意を払いましょう．

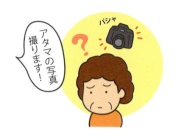
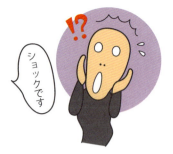

「アタマの写真撮ります」 「ショックです」

検査結果の説明は，所見をありのままに伝えるのではなく，解釈を伝えます．

- 例1：「ヘモグロビン濃度は5.0 mg/dLです」→「ひどい貧血があります」
- 例2：「CRPが8 mg/dLです」→「感染症があるかもしれません」

説明する相手は最悪のコンディションです．説明を聞いて考える余地を与えるのではなく，できるだけ簡単に検査結果の解釈を伝えましょう．

> 👆 **Point**
>
> パール③
> 検査結果の説明は，所見ではなく，解釈を伝える．

4) メッセージの数を宣言する

複数のことを説明するときは，**最初にその数を宣言**します．宣言することにより，相手の聴く準備が整い，説明を受け入れやすくなります．

- 例1：「治療法の選択肢は2つです．点滴か手術です」
- 例2：「今決めることはたった1つです．CTを撮るか撮らないかです」
- 例3：「帰宅後，気をつけていただくことは3つです．水分をたくさんとること，痛みがあれば鎮痛薬を使用すること，熱が出たら再受診することです」

> 👆 **Point**
>
> パール④
> 最初に伝えるメッセージの数を宣言せよ．

5)「大丈夫」と伝えてみよう

患者に「大丈夫」と伝えてもよいでしょうか．万が一，「大丈夫ではなかった」場合，すなわち，想定した経過と異なったときに訴えられるのではないか，そんな心配をすると，気軽

に「大丈夫」と言えなくなります．

　しかしじつは，患者はあなたの「大丈夫」を待っています．あなたの「大丈夫」に救われることもあります．

　想定した経過と異なってトラブルになるとしたら，それは「大丈夫」と言ったからではなく，**具体的な再受診のタイミングを伝えていなかったなど，ほかのことが原因です．**

　今後の経過に不安を抱える患者に「大丈夫です」，「きっとよくなります」と伝えましょう．まず，相手を安心させる．そして，そのうえで，大丈夫ではないときの具体的なサインを伝えましょう．

Point

パール⑤
「大丈夫」と伝えることを恐れない．

3 おわりに

　医師は日々判断に迷うことがたくさんあります．検査をすべきかどうか，治療法はなにがよいか，入院適応かどうかなど，毎日迷いの連続でしょう．そして，その答えは教科書には載っていません．エビデンスを探しても解決できません．

　そんなときに，その迷いを解決するのは「For The Patient」の言葉です．目の前の患者が，目の前の患者家族が，自分の大切な人だと考えます．どのように病状説明をするか迷ったときも然りです．あなたの親に，あなたの親友に，あなたの恋人に，どのような言葉でどのような説明を伝えるのがよいか考えてみましょう．自ずとわかりやすくて相手を安心させられる病状説明となるはずです．

「For The Patient」，簡にして要を得た説明を目の前の大切な人に．

■ 参考文献・もっと学びたい人へ
1）「読み手志向の「書く技術」で成果をつかみ取る」（デボラ・デュメーヌ/著），ファーストプレス，2008
　↑簡にして要を得るために必須の，相手の立場になって話すことや書くことに関するノウハウを身につけられます．

第3章 私が答えます！医療面接の「どうすればいいの！?」

16 「どうしても経口抗菌薬をください」と言われたら？

石金正裕，忽那賢志

Answer

- 経口抗菌薬の安易な乱用は，薬剤耐性菌増加につながる
- 薬剤耐性菌の問題は，日本でもアクション・プランに基づいた対策が開始されている
- 経口抗菌薬をどうしても処方する際は，処方前に必要な培養検査を提出する
- 経口フルオロキノロンの安易な処方は避け，適切な症例のみに使用する
- 原則として，経口第3世代セファロスポリンは使用しない

0 はじめに

担当する患者さんに「どうしても経口抗菌薬がほしいです」と言われた経験がある先生方は，少なくないのではないでしょうか．少し思い出してみてください．そのときに経口抗菌薬を処方しましたか？それとも処方しませんでしたか？それでは，なぜ，経口抗菌薬を安易に処方してはダメなのでしょうか．

日本において，抗菌薬全体の9割を占める経口抗菌薬の安易な処方は，薬剤耐性菌増加につながります．薬剤耐性菌の問題は日本を含めた世界的な問題になっており，日本は，薬剤耐性（AMR）アクション・プランに基づいて対策を講じています．どのような患者さんには適切に経口抗菌薬を処方し，処方すべきではない患者さんにはどのように説明すればよいでしょうか．

1 経口抗菌薬の安易な処方が，ダメな理由

1) 薬剤耐性菌増加のはじまり

ペニシリンの発見は，20世紀最大の発明・発見の1つでしょう．ペニシリンが実用化されたのは第二次世界大戦中，医療機関で使用されるようになったのは終戦後で，まだ70年あまりの歴史しかありません．ペニシリン実用化後，どのようなことが起きているでしょうか．それはペニシリン耐性菌の増加です．ロンドンの病院においてペニシリン耐性黄色ブドウ球菌が，14％（1946年）から59％（1948年）と，たった2年間で3倍以上に増加したという報告があります[1]．

薬剤耐性菌増加の仕組みは何でしょうか．分解酵素の産生，薬剤作用点の変異など多くの耐性機序があります．確実なことは，抗菌薬投与が耐性菌の増加と関連していることです．

抗菌薬投与によって感受性菌が死滅して，耐性菌が残ってしまったり，抗菌薬に曝露されている間に耐性化したりということが起こります．ミクロレベルでも，国レベルでも抗菌薬使用と耐性菌増加の関連が示されています[2, 3]．

不要な経口抗菌薬の安易な処方は，薬剤耐性菌増加につながります．

2) 世界の取り組み

2014年末，英国のグループが薬剤耐性菌に関連する死亡者の推定の衝撃的な報告を発表しました．薬剤耐性菌による感染症で死亡する人が，2014年の年間70万人から，何も対策を講じなかった場合は，**2050年には年間1000万人に達してしまう**という報告です．この人数は，2014年の悪性腫瘍による死亡者数820万人を越えてしまうのです（図1）[4]．

WHO（世界保健機関）は2011年の世界保健デーのテーマを薬剤耐性菌とし，さまざまな取り組みを開始しました．2015年5月のWHO総会で，薬剤耐性に関するグローバル・アクション・プランを採択し[5]，WHO加盟各国に今後2年以内にナショナル・アクションプランを策定するよう要請しました．さらに，2015年6月のエルマウ・サミットで，WHOのグ

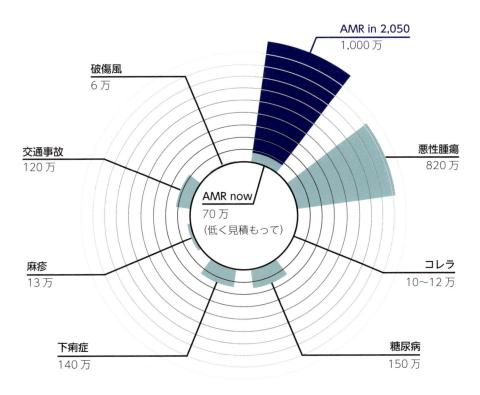

図1 世界における死亡者数の予測
薬剤耐性菌による死亡者は2014年末の時点で70万人／年であるが，2050年には1,000万人に達すると予想される．
文献4より引用．

ローバル・アクション・プランの策定を歓迎するとともに，ワンヘルス・アプローチの強化と新薬などの研究開発に取り組むことが確認されました．

3) 日本の取り組み：薬剤耐性（AMR）アクション・プラン

WHOのグローバル・アクション・プランを受けて，日本も2016年4月に，「薬剤耐性（AMR）対策アクション・プラン2016-2020」を発表しました[6]．このアクション・プランは6つの分野から構成されています（表1）．

日本のアクション・プランには2つの特徴があります．1つ目は，1～5番目の分野はWHOのアクション・プランに倣って策定されていますが，6番目の国際協力は日本が独自に策定した内容であるという点です．これは，薬剤耐性菌の問題は先進国だけではなく，アジアやアフリカといった発展途上国でも問題になっているため，国際協力のもと，薬剤耐性菌対策を講じる必要があるからです．もう1つの特徴は，成果指標として具体的な数値（表2）を野心的に積極的に掲げている点です．ただし，これらの数値は決して**すべての医療機関で満**

表1 薬剤耐性（AMR）対策の6分野と目標

	分野	目標
1	普及啓発・教育	国民の薬剤耐性に関する理解を深め，専門職などへの教育・研修を推進する
2	動向調査・監視	薬剤耐性および抗微生物剤の使用量を継続的に監視し，薬剤耐性の変化や拡大の予兆を適確に把握する
3	感染予防・管理	適切な感染予防・管理の実践により，薬剤耐性微生物の拡大を阻止する
4	抗微生物剤の適正使用	医療，畜水産などの分野における抗微生物剤の適正な使用を推進する
5	研究開発・創薬	薬剤耐性の研究や，薬剤耐性微生物に対する予防・診断・治療手段を確保するための研究開発を推進する
6	国際協力	国際的視野で多分野と協働し，薬剤耐性対策を推進する

日本の薬剤耐性（AMR）アクション・プランの6つの分野．1～5はWHOのアクション・プランを倣い作成され，6は日本独自の分野となっている．
文献6より引用．

表2 薬剤耐性（AMR）アクション・プランの成果指標（ヒトに関して）

1.		2020年の肺炎球菌のペニシリン耐性率を15％以下に低下させる
2.	〃	黄色ブドウ球菌のメチシリン耐性率を20％以下に低下させる
3.	〃	大腸菌のフルオロキノロン耐性率を25％以下に低下させる
4.	〃	緑膿菌のカルバペネム（イミペネム）耐性率を10％以下に低下させる
5.	〃	大腸菌および肺炎桿菌のカルバペネム耐性率0.2％以下を維持する
6.		2020年の人口千人あたりの1日抗菌薬使用量を2013年の水準の3分の2に減少させる
7.	〃	経口セファロスポリン系薬，フルオロキノロン系薬，マクロライド系薬の人口千人あたりの1日使用量を2013年の水準から50％削減する
8.	〃	人口千人あたりの1日静注抗菌薬使用量を2013年の水準から20％削減する

数値は決してすべての医療機関で満たすべきものではなく，国全体で達成しようという成果指標であることに注意が必要．
文献6より引用．

たすべきものではなく，**国全体で達成しようという成果指標**です．数値を目標に国全体で取り組む姿勢が重要であり，数値が一人歩きしないような配慮が必要です．

「なぜ抗菌薬を大事に使う必要があるか」につきましては，レジデントノート2016年12月号（Vol.18 No.13）7）で具 芳明先生が詳しく記載されていますので，そちらをご参照ください．

2　経口抗菌薬を欲しがる患者の実例

30歳女性，3日前からの排尿時痛と頻尿を主訴に受診．
「前回も同様の症状で受診した際に，レボフロキサシンを処方してもらったら改善したので，今回も同じ抗菌薬を処方してください」

　読者の皆様も，患者さんからこのような発言をされたことはあるのではないでしょうか．経口抗菌薬を欲しがる患者の状況として，筆者が最も多いと考える状況は，「以前も処方してもらったから」です．特に，多くのほかの患者さんが待っている外来診療や，夜間の救急外来でほかに重症患者さんがいるときなどは，希望の抗菌薬を処方して診療を終了したくなりますよね．処方しなかった場合は揉めることになるかもしれないなー，そうなると面倒だなーとか考えてしまいますよね．しかし，経口抗菌薬を適切に大切に使うためにもグッと我慢して，本当にこの患者さんに，この抗菌薬が必要であるか，必要な場合は適切であるかどうかを考えてから適切な抗菌薬を処方しましょう．

30歳男性，1日前からの39℃の発熱と咳嗽を主訴に受診．
「熱が高いので，よく効く抗菌薬を処方してください」

　次に多い状況は，「抗菌薬を解熱薬と勘違いしている」患者です．言うまでもなく，抗菌薬は，その病態を引き起こしている"細菌"に効果があるのであって，熱を下げる解熱薬ではありません．また，抗菌薬は"ウイルス"には効果はありません．どのような薬剤にも副作用はありますので，効果がないウイルスに対する抗菌薬は，まさに百害あって一利なし，です．

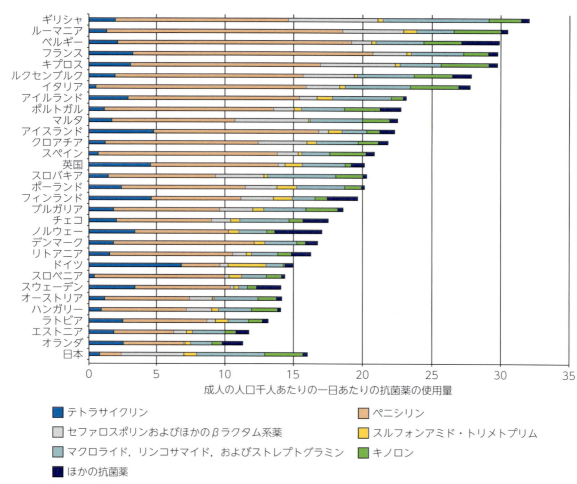

図2 欧州および日本における抗菌薬使用量の国際比較
2013年のヒトに対する抗菌薬使用量は，人口千人あたり1日約15.8で，欧州連合（EU）の先進諸国のなかで比較すると，ドイツに次いで低い水準となっている．しかし，抗菌薬の種類別使用割合をみると他国と比較し，広域抗菌薬のセファロスポリン系薬，フルオロキノロン系薬，マクロライド系薬が多く，ペニシリン系薬の割合が少なくなっている．
文献6より引用．

　日本は抗菌薬の全消費量のうち**約90％を経口抗菌薬が占める**と言われています（米国は約80％を経口抗菌薬が占めるとされます）[8]．さらに全体の消費量だけをみると，欧州連合の先進国と比較してドイツに次いで低い水準となっていますが，抗菌薬の種類別割合をみると，広域抗菌薬である，セファロスポリン系薬，フルオロキノロン系薬，マクロライド系薬が占める割合が多く，ペニシリン系薬の割合が少なくなっています（図2）[6]．つまり，使用される抗菌薬の種類に問題があることがわかります．それでは，経口抗菌薬の正しい使い方をみていきましょう．

3 経口抗菌薬の正しい使い方

1) 経口抗菌薬を使う前に確認すべきこと

経口抗菌薬を使用する大前提として，以下の5つの条件を確認しましょう[7]．

- 患者の全身状態が入院を要するほどではない
- 経口抗菌薬の吸収に影響する解剖学的異常がない
- 感染臓器，病原微生物を想定している
- 病原微生物推定のためにグラム染色を行っている
- 必要な培養検査を提出している

　一般的に静注抗菌薬の方が経口抗菌薬よりも効果的で，入院すれば経過を慎重に観察することも可能ですので，状態に少しでも不安がある場合は入院のうえ，静注抗菌薬を使用しましょう．経口抗菌薬は静注抗菌薬と異なり，腸管で吸収してから効果が発揮されますので，下痢や嘔吐，腸閉塞などの閉塞機転や短腸症候群などの吸収に影響する要因がないかの確認も必要です．さらにこれは，経口抗菌薬に限ったことではなく静注抗菌薬にもあてはまることですが，抗菌薬使用前には，感染臓器・病原微生物を想定し，病原微生物推定のためにグラム染色を行い，必要な培養検査を提出しましょう．特に**経口抗菌薬処方前**にも忘れずに必要な培養検査を提出してください．培養検査未提出の状況で抗菌薬が投与されてしまいますと，病原菌および感受性の同定が困難になり，適切な感染症診療を行うことができなくなります．

2) 経口抗菌薬の Choosing Wisely

それでは，**症例1，2**に沿って経口抗菌薬をみていきましょう．

❶ 経口フルオロキノロン

　経口フルオロキノロンは非常にスペクトラムが広い抗菌薬です．グラム陰性菌だけではなくグラム陽性菌，そして結核菌にも活性をもちます．経口フルオロキノロンを処方する前には，結核をしっかりと除外しましょう．**症例1**の状況で，経口フルオロキノロンを処方していませんか？市中の尿路感染症の起因菌の約9割が大腸菌で，本邦における大腸菌に対するフルオロキノロンの感受性の約4割が耐性であることを考えますと，尿路感染症に対してフルオロキノロン系抗菌薬は適切な選択ではありません．尿培養検査を提出したうえで，第1世代セファロスポリンやST合剤などの抗菌薬を選択しましょう．

❷ 経口第3世代セファロスポリン

　症例2の状況で経口第3世代セファロスポリンを処方していませんか？経口第3世代セファロスポリンは「DU（だいたいうんこになる）」と呼ばれています[9]．その理由は，以下のためです．

- バイオアベイラビリティ（投与された薬物が，どれだけ全身循環血中に到達し作用するかの指標であり，静注抗菌薬は一般的に100％である）が非常に悪く（**表3**），効果が限られる[10]
- CDI（*Clostridioides*（*Clostridium*）*difficile* 感染症）を起こすことがある
- 経口第3世代セファロスポリンを処方する場面では，多くの場合でほかに代替薬がある

表3 経口第3世代セファロスポリンのバイオアベイラビリティ

抗菌薬の種類	バイオアベイラビリティ
セフジニル（セフゾン®など）	25％
セフジトレンピボキシル（フロモックス®など）	17％
セフィキシム（セフスパン®など）	40％
セフポドキシム（バナン®など）	50％

経口第3世代セファロスポリンのバイオアベイラビリティは軒並み低いことがわかる．
文献10より引用．

経口第3世代セファロスポリンは原則，処方しないようにしましょう．その他にも，経口マクロライドや，抗菌薬における「清楚系AV女優」[11]である経口カルバペネムも外来で処方される機会が少なくないですが，これらにも注意が必要です．詳細は，レジデントノート2016年12月号（Vol.18 No.13）[7]に詳しく記載されていますので，そちらをご参照ください．

4 不必要な抗菌薬処方を増やさないための患者さんにわかりやすい説明法

不必要な抗菌薬が処方されている実態として，ウイルスによる病態なのに抗菌薬が処方されている状況が最も多いのではないでしょうか．
そのような状況では，筆者は次のように説明するようにしています．

> 「○○さんの状態は，抗菌薬が必要な状態ではありません．抗菌薬は細菌には効果がありますが，○○さんの状態は細菌ではなくウイルスが原因と考えられます．抗菌薬にはよいことばかりだけでなく副作用もあります．不必要な状態に抗菌薬を投与されることによってよいことは全くないばかりか，副作用が出る可能性もありますし，耐性菌が出来てしまって将来抗菌薬が必要なときに使えなくなる可能性もあります．抗菌薬は将来の必要なときのために残しておきましょう」

正直，忙しい場面であればあるほど，このような説明をする時間がないと思います．しかし，そのような状況であるときこそ，わかりやすい適切な説明が必要になります．患者さんにわかりやすい適切な説明を行い，ラポールを形成することができれば，きっと理解してくれると筆者は信じています．また，抗菌薬を処方しなかった場合の患者さんの不安な気持ちに寄り添うこともとても重要です．抗菌薬が不必要な状態だろうと推測しても，一定の割合で必要だった患者さんは出てきます．われわれにとっては大きな母数のなかの一定数にしかすぎませんが，その一定数にあたってしまった患者さんにとっては1分の1です．そのことも考えながら，丁寧に説明していくといいでしょう．

5 おわりに

「どうしても経口抗菌薬をください」と言われたら，まずは抗菌薬が必要な病態かどうかを判断しましょう．抗菌薬が不要な状態であったら，患者さんの不安な気持ちに寄り添いながら不要である理由を優しく丁寧に説明しましょう．抗菌薬が必要な状態であったら，入院を要する状態ではないことを確認し，感染臓器，病原微生物を想定し，必要な培養検査を提出してから，適切な経口抗菌薬を処方しましょう．薬剤耐性菌をつくらないためにも，未来に抗菌薬を残すためにも抗菌薬は経口抗菌薬も静注抗菌薬も大切に使いましょう．

■ 引用文献

1) Barber M & Rozwadowska-dowzenko M：Infection by penicillin-resistant staphylococci. Lancet, 2：641-644, 1948
2) Neuhauser MM, et al：Antibiotic resistance among gram-negative bacilli in US intensive care units: implications for fluoroquinolone use. JAMA, 289：885-888, 2003
3) Goossens H, et al：Outpatient antibiotic use in Europe and association with resistance: a cross-national database study. Lancet, 365：579-587, 2005
4) The Review on Antimicrobial Resistance：Antimicrobial Resistance: Tackling a crisis for the health and wealth of nations．2014
5) World Health Organization（WHO）：Global action plan on antimicrobial resistance．2015
6) 内閣官房国際感染症対策調整室：国際的に脅威となる感染症対策関係閣僚会議 薬剤耐性（AMR）対策アクションプラン（2016-2020）．2016
7) 忽那賢志，他：その抗菌薬、本当に必要ですか？ レジデントノート，18：2370-2431, 2016
8) Muraki Y, et al：Japanese antimicrobial consumption surveillance: First report on oral and parenteral antimicrobial consumption in Japan (2009-2013). J Glob Antimicrob Resist, 7：19-23, 2016
9) 忽那賢志：「だいたいウンコになる」抗菌薬にご用心！ 日経メディカル Aナーシング 忽那賢志の「感染症相談室」，2015
   https://medical.nikkeibp.co.jp/leaf/mem/pub/anursing/kutsuna/201512/545029.html
10) 「Mandell, Douglas, and Bennett's Principles and Practice of Infectious Disease（8th Edition）」(Bennett JE, et al), Elsevier Health Sciences, 2014
11) 忽那賢志：使ってはいけない！抗菌薬，なくてもよいのではないか？という抗菌薬—「処方を憎んでクスリを憎まず」．総合診療，26：478-480, 2016

第3章 私が答えます！医療面接の「どうすればいいの!?」

17 介護申請ってどんな人に必要？介護申請をどう勧める？

山田哲也，櫻井広子

Answer

- 「医療」から「生活」に戻るために，介護へ橋渡しをしましょう
- 「生活」をイメージする：フレームワークを利用しましょう
- ご本人・ご家族の価値観や心情・生活背景に配慮して，共通のゴールを探しましょう

0 はじめに

　突然ですが，あなたは入浴（シャワー）は好きですか？ おそらく，ほとんどの人は毎日入っていますよね．お風呂だけではありません，食事や衣服，住まいなど，皆さんの当たり前の「生活」が，自分の好きなようにできなくなったら…．風呂は1週間に一度，食べるものも決められて，服は決められたパジャマだけ，寝るところはカーテンで仕切られた共同生活…そんな暮らしを強制されたら，どうでしょうか？

　もうお気づきですよね．病院は一般的に「生活」をする場にはなっていないことがほとんどです．**特に急性期疾患での入院は，あくまで人生のごく一時（いっとき）の「非日常」であり，日常生活にむけての通過点にすぎません．**

　何のために命を守り助ける（治療する）のか．それは，その先の「生きがいをもって暮らせる人生」[1]を守るためです．生きがいのある人生のためにはその土台となる生活が必要です．そして，病気を治しただけで元の生活に戻れるとは限りません．介護は「生活行為を成立させる援助を通して命を守り，生きる意欲を引き出す」こと[2]であり，介護サービスが日常生活に戻る大きな助けになります．

　研修医の皆さんは，入院中の患者さんの介護申請を考える機会があるのではないでしょうか．ですから，この稿では，入院患者さんのケースを中心に「介護申請」を一緒に考えてみることとしました．

　「この方が退院し，日常生活に戻るためにはどうすれば一番よいのだろうか」という想像力を働かせて，ご本人，ご家族，MSW（医療ソーシャルワーカー）や退院支援ナース，地域の介護専門職と協働して，介護への橋渡しができるようになりましょう．

84歳の女性のAさん．夫は5年前に逝去し，長男夫婦（長男58歳・長男の妻53歳），孫（女性・25歳）との4人暮らし．既往は高血圧と骨粗鬆症で，ほかは指摘なし．

受診1週間前に転倒し，臀部痛・腰痛でベッドから動けず，トイレに行くのが億劫で食事や水分をほとんどとれなくなった．発熱・悪寒・戦慄と意識障害のため救急搬送され，脱水と尿路感染症の診断で緊急入院した．画像上は明らかな骨折所見を認めなかった．入院後，補液と抗菌薬投与で加療し，全身状態は安定した．リハビリを開始したが，ベッド脇での端座位保持が可能な程度でまだ自力で立つことができない．介護申請は入院以前はされていなかった．

1 本当に介護サービスが必要か？

そもそも，すべての高齢患者さんが**介護サービスを必ず利用しなければならないわけではありません**．本当に，介護サービスが必要か検討するために，まずは**入院以前の生活状況と「今」の状況，そしてその間の「ギャップ」を確認**しましょう．そのまま退院すると生活が成り立たない場合や，家族の負担が大きい場合には，介護申請をお勧めしましょう．

> このままでは本人や家族の生活の負担が大きい…と感じたときは，介護申請を勧めるタイミング！

2 「映画やドラマのように」イメージしながら，生活の全体像を把握する

要介護度・ADL（activities of daily living：日常生活動作）など，key pointになる項目から患者さんの生活状況や介護必要度を推測できることは大切です．しかし，チェックリストのようにADLなどの「**項目のみ**」を聞き出すだけでは，**全体像が捉えられず，退院後の目標設定を考えることは難しい**です．できるだけ「目の前で見ているように」生活の全体像をイメージできるよう生活状況をお聞きするよう意識しましょう．

> ADLなどの具体的項目は生活全体を捉えるための道具＝フレームワークとして利用しましょう．

ここからは，著者が普段意識しているコツをお伝えします．

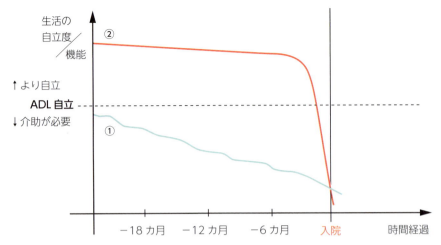

図　機能低下の変化パターン

1) 最初はopenに，入院以前にどんな生活を送っていたかを尋ねる

例えば「体調を崩す前は，どんな1日を過ごされていましたか？」と1日の流れをお聞きして大まかなイメージをつかみます．

2) 時間経過を意識する（図）

①数カ月〜数年かけて徐々に機能低下が進んできた，**慢性的な変化**である場合と，②入院直前に**急激な状態変化**をきたした場合では同じ「入院前」でも意味合いが異なります．「ご本人，ご家族にとって生活が安定していたと感じているのはいつごろで，そこからどのくらい時間をかけて機能低下が起こったのか」を聞きましょう（疾病の慢性・急性の概念と似ていますが，**症状・病歴ではなく「生活」の変化**の時間経過を意識します）．

3)「普通だった」「できていた」「今まではできていたのに，急にできなくなった」という発言をそのまま鵜呑みにしない

特に数カ月から年単位でゆっくり機能低下が進んでいた場合，介護を必要とする機能低下があっても，ご本人やご家族がその認識に乏しいことがあります（「年齢からしてこの程度は普通だと思っていた」など）．特に認知症による機能低下の場合，認知症による変化を受け入れがたい心情（否認）も働き，ご家族も客観的な判断が難しい場合もあります．また，実際には機能低下が以前から進んでいたにもかかわらず，入院時にはじめて機能低下している状況を目の当たりにして，「病気（怪我）のせいで急にできなくなったのだ」と捉え，病気（怪我）が治れば機能も完全に回復するはず，と過大な期待をもっているご家族がいらっしゃることもあります（特に同居しておらず，遠方で暮らしているご家族の場合に多い）．

ですから，生活状況を一番よく知るご家族（施設入所中であれば家族ではないこともある）から具体的に一つ一つ確認することが大切です（具体的な項目は**5)**で詳述します）．

4) 介護度から大まかに把握する（表1）

すでに介護申請している場合には介護度自体も概要を把握するのに役立つ情報です．ただ

表1 ぱっと見の介護度の目安（※必ずしもこうとは限らない）

要支援1〜2	ごく近所や庭は自分だけでなんとか行けるかどうか程度
要介護1	自宅内での基本的なADLはおおむね保たれているが，1人での生活維持は困難，特に外出時には介助が必要
要介護2	食事は自分でできるが，日常生活の動作や移動に一部介助が必要．もしくは，認知症で日常生活にトラブルがみられる
要介護3	端座位保持は可能だが，歩行や自力での移動が困難で介助が必要
要介護4	移動に車椅子が必要で，常時介護をしないと日常生活を送ることができない
要介護5	意思疎通困難で寝たきり．自力での摂食もできない

表2 CGA7の確認・質問内容例

①意欲	・外来の場合：自分から進んであいさつをするか ・入院の場合：定時に起床するか，看護やリハビリに協力的か
②認知機能：復唱（例：桜，猫，電車）	「これから言う言葉をくり返してください」 「あとでまた聞きますから覚えておいてくださいね」
③IADL：交通機関の利用	・外来の場合：「今日はここへどうやって来ましたか？」 ・入院の場合：「普段，1駅以上離れた場所へどうやって行きますか？」 （バス・電車・タクシー・自家用車などを使って自分で行ければOK）
④認知機能：遅延再生	「先ほどの言葉を言ってください」（ヒントなしで全部正解ならOK）
⑤BADL（Basic ADL）：入浴	「お風呂は自分1人で入って，洗うのも手助けは要りませんか？」
⑥BADL：排泄	「トイレで失敗してしまうことはありませんか？」
⑦情緒	「自分が無力だと思うことはありませんか？」

文献3より引用．

表3 ADL/IADLの評価項目 "DEATH SHAFT"

ADL	D：Dressing（着替え）	「1人で着替えができますか？」
	E：Eating（食事）	「1人で食べられますか？」「介助は？」「食事形態は？」
	A：Ambulating（歩行）	「1人で散歩できますか？」「屋外歩行は？」「杖は？」
	T：Toileting（排泄）	「トイレまで行けますか？」「おむつは使っていますか？」
	H：Hygiene（衛生）	「入浴はどうしていますか？」「歯磨きは？」
IADL	S：Shopping（買い物）	「買い物で困ることはありませんか？」
	H：Housework（掃除や片付け）	「掃除は1人でしていますか？」
	A：Accounting（お金や財布の管理）	「お釣りの計算で困ることはありませんか？」
	F：Food Preparation（炊事）	「食事の用意は自分でできますか？」
	T：Transport（外出）	「公共交通機関は利用していますか？」

文献3より引用．

し，必ずしも本人の現在の状況と介護度が一致しているとは限らないので注意しましょう．

5) CGA7，ADL/IADLを利用する

1) 〜 4) を意識しながら，CGA（comprehensive geriatric assessment：高齢者総合的機能評価）7，ADL/IADL（instrumental activities of daily living：手段的日常生活動作）をフレームワークとして利用して，具体的に機能を評価しましょう．**救急での緊急入院時などでも最低限ADLは把握しましょう**（表2，3）．

1人で外出や買いものをしている場合と，1人では外出せずにずっと家で過ごしている場合とでは，どちらもADLはfullですが，両者には大きな違いがあります．ADLが保たれているときは特にIADLを意識して聴取しましょう．

6) どこでどう暮らしているか確認する：支援者は？ 生活の場所は？

視点を家や地域に広げて，以下の内容も確認しましょう．

① 家族：同居している家族，別居の家族（近隣か？遠方か？），キーパーソン（意思決定の代理者），主な介護者（今後，家族内で主に介護するとすれば誰か？）
② 公的支援：すでに介護保険申請をしている場合は，ケアマネジャーやすでに受けている介護サービス，事業所
③ 非公式な支援：近所の人，友人，参加していた集まり（運動や趣味など）
④ 住居環境：平家なのか，2階建てか，集合住宅か．段差はあるのか．本人は何階で生活しているのか．間取りは．トイレは和式か洋式か．お風呂は手すりがついていれば1人で入れるものか．
⑤ 家族の仕事や経済状況：家族はどのような仕事で主な収入源は何か，年金は生活維持が可能な程度支給されているか
※プライバシーやご本人・ご家族の心情に十分配慮し，慎重に聴取しましょう

以上のポイントを意識して，転倒する前のAさんの生活状況をお聞きしました．

> **症例のつづき**
>
> 円背でバランスを崩しやすく，シルバーカーを使用していた．自宅では壁や家具を支えに1人で歩いていたが，たまに転倒することがあった．転倒していたことは家族には心配をかけるからと話していなかった．6カ月前から長く立っていると疲れるからと，買い物に出かけたときにのみ車椅子を借りて利用していた．排泄は，移動が間に合わず下着を汚してしまうことがあったため，尿取りパットを使用していたが，おおむね自立していた．食事，更衣，整容・入浴は自立していた．外出は月に一度の通院時と数カ月に一度家族と車で買い物に出かけるときだけで1人で外出することはここ1年はなくなっていた（近所の親しい友人が1年前に逝去してから外出しなくなった）．
> 金銭・服薬の管理は本人がしているが，掃除・食事の準備は2年前から家族が行っている．明らかな認知機能低下はない．
> 長男夫婦・孫は働いており，日中は独居状態である．長男夫婦は2人とも管理職で離職は難しい．孫は事務職だが，離職して祖母の世話をしてもよいと言っている．同居している長男夫婦・孫以外に家族はいない．
> 住居は築50年の2階建て，本人は1階で暮らしている．段差が多い．

ご本人は自宅退院を希望しており，日中独居で介護サービス利用が適切と判断し，ご本人・ご家族に介護申請を提案することとしました．

3 要介護認定申請（介護申請）を勧める

1) 介護申請について知らない場合

患者さん（およびそのご家族）のなかには全く介護保険制度についてご存知ない方や，自ら介護申請の手続きが必要であることを知らない方もいらっしゃいます．「介護申請が必要であることを知らない」→地域のネットワーク（民生委員さんや地域包括支援センターの職員など）とのつながりがあまりない，ということも多いです．まずは丁寧に情報提供をして，介護申請を希望するかを確認しましょう．もちろん，実際の情報提供はMSWや退院支援ナースがしてもよいでしょう．

2) 介護申請が制度上必要である，という認識はあるが申請していなかった場合

大きく3つのパターンに分けられます．

❶ 必要時は申請するつもりだったが，まだ必要でないと判断していた場合

特に入院は，これまでの生活環境や介護などの支援体制を見直すよいきっかけとなります．退院後の生活の見通しについてお話しつつ，介護申請の選択肢を提案するとよいでしょう．

❷ ご本人が介護申請に拒否的である場合

「人様の迷惑になりたくない」「他人が自分の家に入るのは嫌だ」「人のいるところは苦手だ」など，介護に対しての価値観をもっている場合があります．まずは，ご本人が退院後どこでどのように生活したいのかを確認したうえで，ご本人の価値観を尊重できる選択肢がないかを検討しましょう．

❸ ご家族が介護申請に拒否的である場合

もちろん，単にご家族の介護への認識や価値観のためのこともありますが，**経済的な問題，家族との関係性の問題，ネグレクトの問題などが隠れている場合**があります．ご家族の心情に配慮しながら，慎重に対応しましょう．

> **症例のつづき**
>
> Aさんは生活に不自由を感じてはいたものの「家族や人様に迷惑をかけたくない」と思い，家族に心配されても「大丈夫だ」と答えていました．
> Aさんのご家族は日中は仕事で忙しく，時々転倒していたことも気づいていなかったと悔やまれていました．今回転倒してからも本人が「大丈夫だ，病院にはいかなくてもいい」と頑なに答えるため，どうかかわればいいか戸惑っていたそうです．ご家族は，今回の入院を機に，介護申請を希望されました．
> Aさんは当初「誰にも迷惑をかけたくない」と介護申請に対して消極的でしたが，孫が「だったら私が仕事をやめて面倒をみる」「長生きしてほしい」とAさんに話したところ，孫の将来を自分のせいで邪魔したくないと，懸命にリハビリに取り組みはじめました．具体的な介護サービスの内容について何度か説明したところ，デイサービスとヘルパーを利用することにご本人も同意され，介護申請の上，退院時に介護サービスを開始しつつご自宅に退院されました．

4 おわりに

　忙しい急性期病院では，余裕がなくなり，どうしても「退院」させなければと焦ってしまい，介護申請を強く求めてしまう場面もあるかもしれません．しかし，「急がばまわれ」の気持ちで，退院後の生活を見据えて共通のゴールを探りながら，ご本人・ご家族の価値感や心情，生活背景に十分配慮しつつ，介護申請の必要性についてよく話し合った方が，結局のところスムーズに退院につながることが多いように感じています．「北風と太陽」の「北風」ではなく「太陽」になって，介護申請について，ご本人・ご家族と一緒に考えていただければ幸いです．

コラム：家庭医からみた介護申請

櫻井広子

1）診療所でみえてきた介護申請の実際

　私自身が病院研修をしていたときと比べ，診療所に来て1番変わったと思うのは時間経過の捉え方です．

　病院では「1カ月入院」というと長く感じますが，診療所では毎月受診の方で，月に1回，患者さんに会えるかどうかというところ．1, 2回と診察を積み重ねていくとあっという間に半年，1年と経ってしまいます．緩やかな時間の積み重ねのなかで，患者さんのわずかな変化（歩く速度がゆっくりになったな，とか，体格が変わってきたな，など）に気づき，必要な（または必要になる可能性が高いと推測される）医療・介護・福祉につなげていくことが，プライマリ・ケアの現場では求められていると感じています．

　こういった変化は，事務員さんや看護師さんといったスタッフの皆さんから教えていただくことが多いです．例えば，「昨日来た○○さんは，最近外来の予約日を覚えていらっしゃらないようです」とか，「会計のときお金の出し方がわからなくて困っているようでした」など，初期の認知症を疑うきっかけになります．

　しかし，いざこちらからご家族に連絡をとろうと思っても，日中は自宅に誰もおらず，ご本人は家族の携帯電話番号もわからないという状況もしばしば．ご家族の連絡先を把握し，面談を設定するまで2, 3カ月かかってしまうといったことはざらにあります．やっと介護申請の説明に移っても，「介護申請」という言葉にまだまだ抵抗感を感じられる方も多いのが実情です．「自分のことはまだ自分でだいたいやれているし，様子を見ます」「家族の手で何とかできると思います」とおっしゃられるご家族も少なくありません．なにも全員が介護サービスを使う必要はないのですが，ご本人・ご家族の気持ちに寄り添いながら，一緒に悩み，「手を貸してほしい」と適切なタイミングで言ってもらうために，腰をすえて「準備をしながら，待つ姿勢」が求められるなと感じています．

　研修医の先生たちがいらっしゃるような基幹病院には，「こんな大変な状態になるまでどうやって生活していたのだろう」「なぜかかりつけの先生で介護申請を勧めていなかったのか」と思われるような方も来院すると思います．このコラムが「もしかしてサポートしたくても

できない理由があったのかもしれない」「誰の手も借りていなかったのはなぜだろうか？」と想像していただくきっかけになれば幸いです．

2）介護申請までの流れ

　ご家族に役場で申請してもらうことが多いですが，難しい場合は，提携しているケアマネジャー（以下，CM）の事業所や地域包括支援センターへご家族を案内し，生活状況などの聞きとりをしてもらいながらCM・包括センター経由で役場に代理申請手続をとってもらうこともあります．私が現在所属している診療所では，CM事業所と密な連携をとれており，介護申請手続き後もサービス調整などが行いやすく，結果的にご家族の負担が軽減されているように感じます．役場への申請を経て，「主治医意見書」が届き，ご本人とご家族が受診した際に改めて生活状況や希望するサービス，認知機能検査などを行い，なるべく迅速に適切なサービスが利用できるよう対応しています．スムーズに行くと，2週間～1カ月程度のスパンで介護サービスの大枠が決まります．

3）入院をきっかけに病院で上手に介入してもらえるとありがたい

　例えば認知症を抱えながら高齢夫婦2人で生活し，子どもたちは遠方で暮らしているといったケース．診療所では，同居していない家族を含めて今後の生活の見通しを立てることが困難または非常に時間がかかる場合があります．特に，病院の力をお借りできるとありがたいのが，夫婦どちらかが体調を崩したときです．病状としてはギリギリ入院適応でないとしても，夫（あるいは妻）だけでは看病できない状況になりやすいです．そんなときに，短期間入院を受け入れていただき，環境調整や今後の生活面の見通しも含めた観点で遠方のご家族とも相談していただけると，診療所側としては大変助かります．

■ 引用文献

1) Doctors' File～医師語一会：鈴木富雄先生，Medica pedia
   https://medica-pedia.jp/doctor_articles/archives/28
2) 「新大学社会福祉・介護福祉講座 改訂版　介護福祉総論」（井上千津子，他／編著），p5，第一法規，2012
3) 安藤大樹：めざせ！病棟リライアンス できるレジデントになるための㊙マニュアル～第7話 敵は病気だけにあらず！人任せにしない！高齢者の包括評価，週刊医学界新聞：第3202号，医学書院，2016
   http://www.igaku-shoin.co.jp/paperDetail.do?id=PA03202_02

■ 参考文献・もっと学びたい人のために

1) 「レジデントノート増刊 主治医力がさらにアップする！入院患者管理パーフェクト Part2」（石丸裕康，森川 暢／編），羊土社，2017
   ↑介護や退院調整について，より詳細かつ実践的な内容が多く，より深く知りたい人にオススメです．
2) 健康長寿ネット：介護保険，長寿科学振興財団
   https://www.tyojyu.or.jp/net/kaigo-seido/kaigo-hoken/index.html
   ↑介護保険の概要がわかりやすくまとめられています．

第3章 私が答えます！医療面接の「どうすればいいの!?」

18 はじめてのDNAR確認，落ち着いて聞く方法を教えてください

天野雅之

Answer

- 「何を伝えるか」は大事．事前に台本をつくっておきましょう
- 「どのように伝えるか」はもっと大事！本文でその極意を公開します！

0 はじめに

　高齢化に伴い，担がん患者さんや急性期疾患に罹患する超高齢者が増加しています．臨床研修病院は急性期病院やがん拠点病院であることが多く，皆さんがDNARを確認する場面はますます増加しています．本稿を通じてDNAR確認のコツをシェアできれば幸いです．

1 面談前にすべき4つのこと

1) "DNAR" のチューニングを行おう

　DNARは「Do Not Attempt Resuscitation」の略であり，あくまで「心肺停止時に蘇生処置を行わない」ことを示しています．一方，「延命処置」は，透析導入・輸血・昇圧薬使用など，どの行為が延命処置に該当するか医療関係者内でも意見が分かれる曖昧な言葉です．厄介なことに，「DNAR」という言葉が「延命処置」の意味で拡大解釈される場面が少なからず存在します．つまり，**上級医の言う「DNAR」があなたの思う「DNAR」とズレている可能性がある**のです．蘇生処置とは基本的には「挿管/人工呼吸・胸骨圧迫」と考えてよいのですが，どの処置まで想定すべきか，チーム内で共有しておきましょう．皆で話し合って決定したという事実は，倫理的妥当性が上がるのみならず，DNAR確認の際の精神安定剤にもなるでしょう．また，DNARを提案すべきか迷うケースは臨床倫理学的な問題が絡んでいることが多く，**複数人でのカンファランスや倫理委員会での検討が望ましい**と考えます．

2) 緊急度を把握しよう

　緊急度によって「面談候補日の選定」や「本人・家族からの返答期限」が決まります．心停止・呼吸停止の可能性がきわめて高い場面では，直ちに面談し，その場で返答をもらう必要があります．一方，適切な治療を行っても病状が悪化するリスクが高い準緊急の場合，可及的すみやかな面談が必要ですが，返答までには1日程度の余裕はあるかもしれません．そして，がん末期や老衰などの場面では，面談や返答期限までに数日の余裕をもてることもあります．ただし，**医者がDNARの話をしようと思ったときにはすでに76％の患者が意思表**

明のできない状態だが，入院時点から意識障害がある患者はわずか11％であるという報告があります[1]．DNARの判断には患者の自己決定が重視される点を考えると，たとえ緊急性が低くても，**可能な限り早期に面談を行っておく必要があるでしょう**．

> **Point**
>
> 1回で決まらないこともありますし，患者・家族の気持ちが揺れることも多々あります．必要性と緊急度を考慮しながら，何度でも説明の機会をもちましょう．

3）「時間・場所・人」を調整しよう

❶ 時間

本人・家族と面談する際は数十分のまとまった時間を確保できるよう，自分の予定を調整しましょう．

❷ 場所

できれば個室で，なければ最低でもカーテンで仕切られた空間を探しましょう．また，可能な限り静かな環境を探しましょう．

❸ 人

意思決定力のある人物と話すことが重要なので，本人orキーパーソンの予定をおさえましょう．また，**できれば上級医と一緒に説明する**ことが望ましいので，上級医の予定をおさえましょう．

4）自分の"雰囲気"を整えよう

DNARは患者や家族にとっては大きな決断です．普段以上に誠意と敬意をもって対応しましょう．信頼を得られるよう，清潔感のある格好で面談に臨み，**普段よりもゆっくり話しましょう**．アイコンタクトが信頼感につながるという報告もある通り[2]，**電子カルテから目を離して，相手の目を見て話しましょう**．

2 面談中にすべき4つのこと

1）前置きからはじめよう（表）

いきなり本題を話すと，「医者から見放された…」「このまま死ぬのか…」という誤解が生じ，不安感や落胆のために面談の継続が困難になってしまいます．必ず前置きを入れましょう．

2）具体的に伝えよう（表）

死に関連する話題は曖昧な表現で伝えてしまいがちですが，医療者と家族の認識のズレから生じるさまざまな事態（「思っていたのと違う！」「何もしてくれなかった！」など…）を

表　面談時の例文集

前置きの例文
「今からするお話は，○○さんだけではなく皆さんにお尋ねしていることです．先ほどの病状説明でお伝えした通り，必要な治療はすでに開始しています．そのうえで，もしもの話として聞いていただきたいのですが…，○○さんの現状では，万が一の事態に備えて，いわゆる延命治療の話もさせていただいた方がよいかもしれません．具体的には，治療に反応せずに呼吸が止まったとき，心臓が止まってしまったときにどうするか，という話です」

具体例の例文
「喉の奥に管を入れて，外から空気を無理やり押し込む処置です」 「心臓マッサージでは，肋骨が折れてしまい，体を傷つけてしまいます」 「再び心臓が動き出し，元気に社会復帰できる可能性は低いです」 「本人が苦しくないよう，体に不要な負担をかけないようにする選択肢があります」

心情への配慮の例文
「突然のことで大変驚かれていることと思います」 「このような状況では，皆さん同じようにお感じですよ」 「皆さんの表情から，○○さんへの思いが伝わってきます」 「一緒に考えていきましょう」

予防するためにも，具体的な中身をお伝えしておきましょう．ここはぜひとも，皆さんの**自分の言葉で台本を事前につくってみることをお勧めします**．

3) 心情に配慮しよう (表)

DNARの話はかなりストレスフルです．「伝えることばかりに集中して，一番端で聞いていたお孫さんが涙しているのに気づかなかった…」，なんてことがないように，**常に全員の反応を見ながら，気遣いを怠らずに面談を進めましょう**．

4) 常に温かい態度を保とう

医療者からの提案と真逆の方針を希望されたり，家族が非協力的だったり…「これだけ説明しているのに，なぜこの人はこの考えしかできないのだろう」と，憤りを感じたり困惑したりする場面が多々あります．しかし，その背景には患者さんが積みあげてきた長い人生ドラマがあり，大抵はわれわれが単にそれを知らないだけです．偏見や否定的な感情はトラブルの種になります．筆者もまだまだ修行中ですが，**自分の感情に自覚的になり，「ニュートラルな見方をする」「普段通りの態度で接する」と心に決めてから面談の場に臨みましょう**．

3　すべての蘇生処置を希望している場合

それが本人の意思であればその希望は尊重されるべきです．本人の意思が不明な場合には，蘇生処置を希望しているキーパーソンと面談を重ね，より深い話し合いが必要になるかもしれません．いずれにせよ，**蘇生できても機能予後・生命予後は厳しいこと，一定時間の蘇生処置に反応がない場合には途中で中止せざるを得ないことは，最初の段階で説明と同意が必要**です．

4 おわりに

「蘇生処置をしない」という選択は，命を救う手段を学んできたわれわれにとって心苦しいことだと思います．しかし，DNARは"敗北"ではありません．われわれには「寄り添う」という武器があります．そしてこの武器の最高の使い手は，患者さんのベッドサイドで長い時間を過ごす研修医の皆さんであると確信しています．DNAR指示の後こそ，より一層患者・家族とコミュニケーションをとり，Advance Care Planningとしての話し合いを重ね，有意義な療養生活となるよう積極的にかかわってください．本稿がその契機になれば幸いです．

■ 引用文献

1) Bedell SE, et al：Do-not-resuscitate orders for critically ill patients in the hospital. How are they used and what is their impact? JAMA, 256：233-237, 1986
2) Hillen MA, et al：All eyes on the patient：the influence of oncologists' nonverbal communication on breast cancer patients' trust. Breast Cancer Res Treat, 153：161-171, 2015

■ 参考文献

1)「蘇生不要指示のゆくえ：医療者のためのDNARの倫理」（箕岡真子/著），ワールドプランニング，2012
　↑蘇生不要指示の変遷を含め，DNARの全体像をつかむのに最適な著書です．

第3章 私が答えます！医療面接の「どうすればいいの!?」

19 死亡確認後の家族への声かけと病理解剖のお願いが苦手です…

川畑仁貴

Answer

- 患者さんの個別性を尊重した死亡確認を心がけよう
- 病理解剖の承諾がゴールではない，家族に対するグリーフケアを忘れずに

0 はじめに

担当患者さんの死亡確認をする経験は遅かれ早かれやってきます．患者さんの死を確認するプロセスは医師の重要な責務ですが，死亡確認のしかたや病理解剖の礼儀作法を学ぶ機会が少ないのが実情です．本稿を読むことで，患者さんの最期に寄り添う準備ができるようになることを願っています．

1 死亡確認ですべきこと

1) 死亡確認に正解はない

死亡確認の方法に法律や規則はなく，臨床的に妥当性のあるものであれば問題はありません．私は，死にゆく人を一人の人間として尊重することが最も大切と感じています．**担当患者さんとご家族のことを一番理解している，あなたにしかできない死亡確認を心がけてください**．

2) 具体的にどういった流れで行えばいいですか？

専門家の意見に基づいて作成された死亡確認のガイドライン（表1）[1]は私にとって大変しっくりくるもので，順に沿ったチェックポイントは実用的です．

❶ 死亡確認前の準備

これらの準備をしておくことで医師自身が落ち着き，訪室する心の準備ができます．死亡する直前直後の患者さんとご家族の様子について**看護師から情報を得ておくこと**をお勧めします．

❷ 急変時の確認事項

DNAR（do not attempt resuscitation）について説明された経緯があるかも事前に確認します．

表1 死亡確認のガイドライン

死亡確認前の準備	死亡確認の診察
● 質問に答える準備をする ● 近況を把握する(家族の様子や留意点) ● 看護師からも情報を得る ● 聴診器・ペンライト・時計(携帯電話・PHSは論外)	● 患者IDと脈拍の確認 ● 対光反射を確認する ● 自発呼吸と心音,脈拍を確認する ● 死亡時刻を記録する
急変時の確認事項	**診察を終えて**
● 予想されていたことか,突然か ● 家族はすでに付き添っているか,連絡済みか ● 主治医には連絡済みか ● 病理解剖や臓器提供への意思やその妥当性	● 自分が患者の主治医の場合 　今後何か相談がある,問題が起きた場合には連絡するよう家族に説明する ● 当直医の場合 　主治医へ報告することを家族に伝え,何かあれば主治医へ連絡するよう説明する
部屋に入ってから	**死亡診断書を作成する**
	後日家族から連絡があった場合
● 落ちついた丁重な態度をとる ● 自己紹介をする(当直医の○○です) ● 立ち会っている方々と患者との関係を確認する ● 共感的な言葉をかける	● 時間を確保する ● 家族のその後を尋ねる ● 注意深く話を聞く ● 共感的態度を示す

文献1を参考に作成.

❸ 部屋に入ってから

ご家族と面識がない場合,看護師に同席してもらうことでその後の診察が円滑に進みます.

❹ 死亡確認の診察

患者さんの名前間違いだけは絶対に避けてください.

❺ 診察を終えて

ご家族へ声かけするなど,死別後のグリーフケアも重要です.忘れがちなポイントです.

❻ 死亡診断書を作成する

診断書の死因について,ご家族と最終確認する方がよい場合があります.患者さんの名前に間違いがないかも確認してもらいましょう.

❼ 後日家族から連絡があった場合

突然のことであったとしても,**可能な限り指導医とともに対応する方がいいと思います**.

3) 特に注意していることや工夫はありますか?

❶ 死亡確認の診察であっても"普段通り"にする

私が特に意識していることは,普段通りに死亡確認の診察をすることです.何の説明も声かけもなく突然目に光を当て,おもむろに服を脱がせて診察することは普段ないですよね.

まず本人とご家族に「死の三兆候」を確認していく旨をお伝えしてから診察に移ります.言葉は返ってこなくとも自然に話しかけます.聴診の際には必ず「胸の音を聞かせていただきますね」,ペンライトで瞳孔を確認する際には「少し眩しいですよ」,診察が終われば「ありがとうございました」と声かけを怠りません.**つい先程まで闘病されていた患者さんを尊重しつつ最後の診察を行います**.

❷ 最期の刻を伝える

「もしよろしければ，患者さんが愛用されていた時計やご家族がお持ちの時計で確認させていただくこともできますよ」と患者さんとご家族の大切な思い出が刻まれた時計で最期を確認するようにしています．時折，実際の時刻と大幅に異なるので注意してください．

❸ 死亡確認は明確に伝える

日本の文化は，死を直接的に表現することを嫌うために「ご臨終です」「永眠されました」などがテレビドラマなどでも多用されますが，**医師としてわかりやすく事実を伝えることも大切**と考えます（そもそも臨終は死を迎える直前の状態です）．「○年○月○日○時○分，死亡確認とさせていただきます」と死亡時刻とともに明確にお伝えします．

> 👉 **Point**
>
> 自然な診察をする
>
> 死亡確認の診察であっても，その場の雰囲気に飲まれず普段通り，自然な診察を心がけましょう．患者さんの個別性を意識した配慮ができると素敵ですね．

4）主治医として，どのような声かけが望ましいですか？

死亡診断後，病室には重い沈黙やご家族の泣き声などさまざまな感情が渦巻きます．しかし**焦って無理に何か言う必要はありません**．もし声をかけるとすれば，以下の三点に留意します[2]．

① 患者さんの辛さに関すること
② 患者さんへの尊敬の気持ちを表現すること
③ ご家族を労うこと

例えば，「がんの診断から○年△カ月，手術・抗がん剤と乗り越えられ，本当に頑張っていらっしゃいました．ご家族様も最後まで一緒に過ごしていただき，ありがとうございました」と声かけします．それに対するご家族の反応を受け止め，共感的な態度をとった後に部屋から退室します．

2 病理解剖のお願い

日本だけでなく世界的に見ても病理解剖数は年々減少しています（図）．病理解剖（以下，剖検）を説明するハードルが高くなっているのかもしれませんが，**剖検したい，剖検すべき症例は突然やってきます**．その準備があなたにはできていますか？

1）どのような症例で剖検をお願いすべきですか？

日本病理医学会ホームページ[3]の**「病理解剖によってわかること・できること ―こんな場合には病理解剖を―」**に具体例がまとまっています．こちらを熟読し，剖検の意義を十分

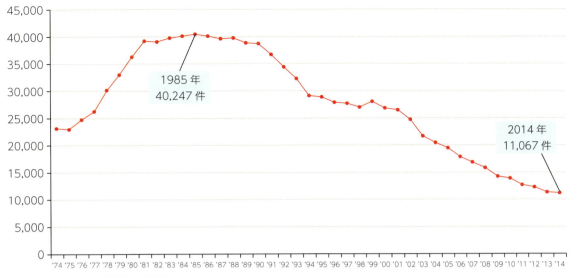

図　国内における剖検数の推移

に理解したうえで，剖検させていただきたいという熱意をきちんと伝えましょう．病理医の体制や方針を含め，勤務している病院特有の手順や規則も必ず確認しておいてください．

2）剖検の承諾を得るタイミングや説明の工夫はありますか？

❶ 焦らずに，まず家族と一緒に経緯を振り返る

　私が最も心がけているのは，剖検をお願いする前に患者さんの経緯をご家族と一緒に振り返ることです．その際には**医学的な出来事以上に，当時の患者さんの様子や言葉を織り交ぜながら共有**し，ご家族を労う言葉をかけています．その会話のなかで，ご家族から「お父さんは新聞記者をしていたのできっと死因を追究したいと言うはずです」と話してくださることもあります．

> **👉 Point**
>
> **経験をご家族と共有する**
> 　患者さんの経緯を振り返るなかで死因への理解度や剖検に対する考えが確認できれば，剖検の説明を円滑に進めることができます．急がば回れ！

❷ 話題を切り替える

　ご家族としばらくお話しした後に「ご家族の方々へ大切なお願いがあります」と切り替えます．そして「私は（当院では）死因を解明すべき患者様すべてに病理解剖をお願いしていますが，義務ではありません」と一般化したうえで本題に移ります．その方がご家族の身構える度合いは軽減している印象を受けます．

❸ 剖検により患者さんからご家族へのメッセージが見つかるかもしれない

　「病理解剖をすることで，ご家族へのメッセージをお伝えできるかもしれません」と説明し

ています．剖検は社会・医学へ貢献できるだけでなく，ご家族のためにも意義があるからです．遺伝的疾患が見つかれば自分達のヘルスケアを考える機会になるかもしれませんし，また死因が解明できれば周囲の方々にも明確に説明できますし納得できます．

「亡くなってしまったのだから剖検しても患者にとっては辛いだけ」というご家族の感覚を，「残された自分達のためにもなるかもしれない」と発想の転換をしていただければと願いつつ説明します．

> ⚠️ **Pitfall**
>
> 剖検説明の工夫は必要ですが，強制的なもの，怖いものと誤解されないようにご家族の反応に注意してください．

3) どういった点に配慮するべきでしょうか？

❶ 剖検の承諾がゴールではない，ご家族に対するグリーフケアを忘れずに．

死別は遺族に対して身体・精神・社会面で大きな影響を与えるため，**死別早期における遺族死亡率は高く**[4]，適切な医療やケアが必要です．私が後期研修医のとき，遺族がアルコール依存症になり病理解剖結果の説明すらできなかった悔しい経験をしました．その教訓から，**必要に応じてご家族の診察を受け入れていることを必ず説明し**，ご家族のその後に目を向けるよう心がけています．皆さんも死別後のご家族に対するグリーフケアを忘れないでください．

❷ 剖検に固執せず，Ai（Autopsy imaging：死亡時画像診断）の選択肢も提示する

死別後はご家族にとって大変貴重な時間ですので，剖検に固執しないことも重要です．ただし，お断りされたとしても，**Aiの説明も行い可能な限り死因追究に努めましょう**．CTによるAiと病理解剖の結果は68％で一致する[5]との報告もあります．Aiに関するマニュアルが整備されている病院ではぜひ活用してください．

3 おわりに

死亡確認と病理解剖のお願いは，主治医として患者さんとご家族にかかわることができていたのか試される重要な機会だと思います．ぜひ，主治医として自信をもって患者さんの最期に寄り添ってください．本稿を参考にしてくださった先生方が，「先生に看取ってもらえてよかった」と言ってもらえることを切に願っています．

■ 引用文献

1) Bailey FA & Williams BR：Preparation of residents for death pronouncement: a sensitive and supportive method. Palliat Support Care, 3：107-114, 2005
2) 日下部明彦, 他：死亡診断時の医師の立ち振る舞いについてのマニュアル作成の意. 癌と化学療法, 40（suppl-2）：199-201, 2013
3) 日本病理学会：病理解剖について
   http://pathology.or.jp/ippan/byourikaibou.html

4）Manor O & Eisenbach Z：Mortality after spousal loss: are there socio-demographic differences? Soc Sci Med, 56：405-413, 2003
5）Roberts IS, et al：Post-mortem imaging as an alternative to autopsy in the diagnosis of adult deaths: a validation study. Lancet, 379：136-142, 2012

■ **参考文献・もっと学びたい人のために**

1）「死亡直前と看取りのエビデンス」（森田達也，白土明美/著），医学書院，2015
↑患者の死亡前後に関するさまざまな問題をエビデンスとともに解説．悩むたびに読みたい一冊．

索引 index

数字・欧文

A

- ABCDEアプローチ 105
- ABI 46
- ABPM 47
- activities of daily living 209
- ADL 155, 211
- Ai 224
- AIUEOTIPS 93
- ALS 115
- AMR 200
- ankle-brachial index 46
- Austin Flint 雑音 73
- Autopsy imaging 224

C

- capillary refilling time 51
- cardiogenic shock 50
- Castell 法 85
- CGA 211
- Choosing Wisely 205
- comprehensive geriatric assessment 211
- continuous fever 12
- COPD 59
- crackles 59
- CRT 51
- CVA 叩打痛 25
- CVP 123

D

- distributive shock 50
- DNAR 216, 220
- do not attempt resuscitation 216, 220
- dual processes model 130
- DV 170

G・H

- general appearance 187
- Graham Steel 雑音 73
- heel drop 81
- Hill 徴候 46
- hypovolemic shock 50

I・J

- IADL 211
- instrumental activities of daily living 211
- intermittent fever 12
- JATEC 105
- Jendrassik 法 114

K・L

- Korotkoff 音 13
- Kussmaul 呼吸 57
- late-inspiratory crackles 60
- LR + 35
- LR - 35

O

- obstructive shock 50
- ONSD 126
- OPQRST 132
- optic nerve sheath diameter 126
- OTC 医薬品 158, 161
- over speed bump 81

P

- pan (holo)-inspiratory crackles 59
- Pel-Ebstein fever 13
- periodic fever 13
- peripheral sign 120
- PIC 24
- pivot and cluster 131
- posturally induced crackle 24
- primary survey 105
- psoas sign 80

R

- RAPD 118
- rebound tenderness 84
- relative afferent pupillary defect 118
- remittent fever 13
- review of systems 34, 138
- ROS 138

S

secondary survey	109
shifting dullness	85
SI	50
Sims体位	88
sonographic Murphy's sign	123
SpO_2	16
stratosphere sign	124
swinging flashlight test	118

T

tapping pain	79, 83
tertiary survey	109
think worst scenario法	33
toxic shock syndrome	168
TSS	168

U〜W

undulant fever	13
VINDICATE	33
visual threat	97
wheeze	59

和文

あ〜お

足関節・上腕血圧比	46
アルツハイマー病	148
意識障害	93, 150
痛み	132
一次性脳障害	150
違法薬物	172
医療面接	180
陰性尤度比	35
陰嚢水腫	121
うつ病	147
エコー	123
延命処置	216
横隔膜	81
オープン・エンドクエスチョン	165

か〜こ

海外渡航	191
外頸	63
外頸静脈	63
外国人	184
介護申請	208
介護度	210
外傷	105
外傷性視神経症	118
踵落とし試験	25
過換気症候群	56
拡張期血圧	14
拡張期雑音	73
過剰心音	75
仮性認知症	147
下大静脈	123
家庭医	214
間欠熱	12
患者背景	30
感染性心内膜炎	76, 120
甘草	161
眼底鏡	20
肝脾腫	84
鑑別診断	130
漢方	158, 161
陥没呼吸	106
黄	161
既往歴	30
気管牽引	106
気胸	124
帰国者	191
喫煙	30
気道緊急	105
虐待	172
逆転現象	115
救急外来	130, 196
嗅診	188
急性心筋梗塞	76
急性胆囊炎	123
強制呼気	104
胸痛	76
起立性低血圧	46
筋萎縮性側索硬化症	115
筋性防御	81
緊張性気胸	106
頸静脈	63
頸静脈圧	70
頸静脈怒張	108
頸静脈拍動	123
稽留熱	12
血圧	13, 44
血液分布異常性ショック	50
月経歴	164
腱反射	111
高音性連続性ラ音	59
抗菌薬	200
高血圧	70
肛門	91
高齢者	147, 171
高齢者総合的機能評価	210

コエンザイムQ10	160
呼吸音	58
呼吸数	16, 54
骨折	126
子ども	100, 173
ゴマ	160
コミュニケーション	38
コンドロイチン	160

さ〜そ

再発熱	13
サプリメント	158
山梔子	161
シーソー呼吸	106
耳鏡	20
指診	80
視診	101
システムレビュー	138
弛張熱	13
失神	75
死亡確認	220
死亡時画像診断	224
死亡診断書	221
社会歴	30
周期性熱	13
収縮期血圧	14
収縮期雑音	73
主訴	28, 135
手段的日常生活動作	210
循環血液量減少性ショック	50
上肢落下試験	97
脂溶性ビタミン	161
小児	172
ショック	49, 107

ショックインデックス	50
心外閉塞・拘束性ショック	50
心筋梗塞	70
心筋症	70
神経診察	93, 111, 117
心原性ショック	50
心雑音	72
心尖拍動	68, 70
診断学	28
心拍数	15
心不全	69, 76
診療所	214
スクリーニング	20
生活歴	154
性感染症	167
性器クラミジア感染症	164
性交渉歴	171
性交歴	164
成層圏サイン	124
セイヨウオトギリソウ	160
脊柱叩打痛	25
セサミン	160
セファロスポリン	205
セントジョーンズワート	160
前立腺炎	91
相対的瞳孔求心路障害	118
蘇生処置	216

た〜と

体位誘発ラ音	24
体温	10
対光反射	117
打腱器	111
打診	79, 83

中耳炎	102
中心静脈圧	123
聴診器	20
聴診法	13
直腸診	25, 81, 88
頭位変換眼球反射	97
同性愛者	171
渡航	191
突然発症	136
ドメスティックバイオレンス	170

な〜の

内頸	63
内頸静脈	63, 120
納豆	160
ナットウキナーゼ	160
二次性脳障害	150
日常生活動作	155, 209
乳酸菌	160
認知症	146
ネグレクト	171
熱型	12
ノンバーバルコミュニケーション	185

は〜ほ

バーコードサイン	124
敗血症	55
肺雑音	70
肺水腫	59
バイタルサイン	10, 101
梅毒	164
白衣高血圧	44, 47
波状熱	13

発熱	11, 75
反跳痛	79, 84
膝立て試験	97
脾腫	85
ビタミン	161
ビタミンC	160, 161
ピック病	148
病状説明	143, 195
病理解剖	222
病歴聴取	28, 130, 135, 138, 150, 165, 173
頻呼吸	17
副雑音	58
腹水	84
腹膜刺激症状	78
附子	161
プライバシー	170
フルオロキノロン	205
フレーム法	33
ペンライト	20, 117
剖検	222
膀胱直腸障害	91
奔馬調音	68

ま〜も

麻黄	161
末梢神経障害	115
マラリア	191, 194
右内頸静脈	65
脈拍	15
毛細血管充満時間	51
物忘れ	147

や・ゆ・よ

薬剤耐性菌	200
薬剤歴	30
尤度比	35
輸入感染症	191
要介護認定申請	212
葉酸	160
陽性尤度比	35
ヨーグルト	160

ら〜ろ

ラポール形成	170, 182
緑内障	120
淋菌感染症	164
臨床推論	130, 138
レビー小体型認知症	148
連続性雑音	73
肋骨骨折	126

わ

ワクチン接種	193

執筆者一覧

■ 編 集

平島 修
徳洲会奄美ブロック総合診療研修センター

■ 執筆者 (掲載順)

平島 修
徳洲会奄美ブロック総合診療研修センター

「動きながら考える．立ち止まると理性が止めにかかる」新しいアイデアに挑戦する際，考え出すと必ずもう1人の自分が止めようとします．未来に不安を抱かず，今の心の声に素直に動くと新しい未来が必ず開けてきます！人生は一度きり，思いっきり今を楽しみましょう！

高田史門
市立奈良病院 総合診療科

臨床はもちろんですが医学教育にも強い興味があり，楽しくかつ学び多い教育をめざして院内の研修医とともに試行錯誤の日々を過ごしております．臨床現場ではどうしても検査偏重主義となりつつありますが，やはりバイタルサインや身体所見から状態を把握し，診断に導くことが医師の根幹であると強く思い，日々"一診入魂"しております！フィジカルはとればとるほどに味が出てくるものです．きっと新しい発見が君を待っている！

堀谷亮介
兵庫県立尼崎総合医療センター ER総合診療科

専門：総合内科
当院では総合診療科が救急や総合内科，感染症を担っております．若いうちに内科の基礎といろいろやりたいと考えている読者の方，ぜひ見学に来てください．お待ちしております．

森川 暢
東京城東病院 総合診療科チーフ

地域に根ざした病院で総合内科を立ち上げて4年目になります．病棟だけでなく，初診外来，継続外来，救急外来とシームレスに活躍するコミュニティホスピタリストを育成しています．総合診療の基幹病院になっていますので，興味がある先生の見学はいつでも受け付けています．お待ちしております！

志水太郎
獨協医科大学 総合診療科

大学病院の総合診療科として，日本の総合診療がさらに発展するよう日々頑張っています．
城東・獨協共々よろしくお願いします！

薬師寺泰匡
岸和田徳洲会病院 救命救急センター

日々の業務の傍ら，ブログや，日経メディカルオンラインのコラムで情報発信中．また若手救急医の団体「EM Alliance」のメンバーとして，ER診療を広め深めるため活動中．レジデントの皆さん，ぜひ一緒に救急を志しましょう．救急はおもしろいですよ！！

長野広之
洛和会丸太町病院 救急総合診療科 医員

内科を深く広く楽しく学んでいます．1人前の病院総合医をめざして修行中です．

宮里悠佑
諏訪中央病院 内科

私は内科全般の知識や考え方をもったうえで，診断学と感染症を得意とする内科医をめざしています．守備範囲が広く，勉強すべきことは多いですが，他科の先生からご相談をいただいたり，診断困難症例を受けもったときにやりがいを感じます．当院は臨床教育に非常に力を入れている病院です．興味のある方はぜひ見学にいらしてください．

清水 実
湘南藤沢徳洲会病院 総合診療科・消化器内科

社会人からの再受験組．某有名生命保険会社で社会人野球の応援団団長経験者．今は地域の患者さんたちや研修医たちの心と体の応援団団長．熱い診療・熱い教育で当院を引っぱる．社会背景や心の問題も含めGeneralismに熱意を注ぐのはもちろんのこと，緊急消化器内視鏡で一人でも多くの生命を救わんと，自らの熱意を燃やし尽くす．

堀内滋人
湘南藤沢徳洲会病院 総合診療科・呼吸器内科

超多忙なチーフレジデント3年間を笑顔で成し遂げるという大人物．その人間性だけでなく，臨床的センスもずば抜けており，同僚・患者問わず絶大な人気を誇る（女性除く）．また筋トレが本格化し，マッチョ体型に寒々しい髪の毛というアンバランス感が，余計に人の心を惹きつけている（女性除く）．2018年から呼吸器内科に所属し，持ち前のgeneral精神に，専門性という武器を身につけることで，当院はもちろん，日本の医療を今後支えることが期待されている男．

齋藤浩史
東京北医療センター 総合診療科

少しでもよい診療を提供できるよう，日々もがいています．今も頑張ってもがいていきます．

芥子文香
奈良県立医科大学病院 循環器内科
関西若手医師フェデレーション代表

研修医教育をしながら，日々自分が成長させられているように感じる毎日です．日々の業務をこなしながらも，このまま初期研修医を終えてしまっていいのかなと，そこはかとない不安を感じている貴方，ぜひ一度関フェデのイベントにお越しください！

叢　岳
亀田総合病院 呼吸器外科/総合南東北病院 呼吸器外科/福島県立医科大学 低侵襲腫瘍制御学講座

大小さまざまな市中病院で研修を受けています．身体診察，画像の勉強をしてきましたが，外科研修で実物を見てようやくイメージがつかめてきました．

郡　隆之
利根中央病院 外科 部長

堀川義文先生の弟子の1人．急性腹症のCT読影は5年連続感度・特異度95％以上をキープ．徳洲会以外で唯一堀川先生の急性腹症のCT読影会を開催しています．

井場大樹
兵庫県立尼崎総合医療センター ER総合診療科

専門：総合内科
当科は，総合診療・救急・感染症・膠原病・教育などさまざまな領域に興味をお持ちの方の研修には適した場所です．

中野航一郎
湘南藤沢徳洲会病院 救急総合診療部

初期研修医は症例の滝を浴び，後期研修医はその指導をすることで学ぶ．当院では徳洲会特有の屋根瓦式を代々続けております．見学随時受け付けておりますのでぜひ見に来てください．お待ちしております．

松原知康
広島大学 脳神経内科

「神経内科医である前に内科医でありたい」をモットーに，内科全般に強く興味をもち続け，日々の臨床・研究に取り組んでいくつもりです．

土肥栄祐
Johns Hopkins University School of Medicine, Department of Psychiatry and Behavioral Science, Kano Lab.

臨床での疑問の解消，そして不治・難治の患者さんの未来のために，と研究留学はじめました．神経領域は，診療では症候からのアプローチで最前線に立ち，研究では時代の最先端となる，エキサイティングな領域です．留学は，料理も上手になるというオマケ付きですよ．

玉井友里子
湯郷ファミリークリニック/岡山家庭医療センター

家庭医療専門医
当クリニックの患者さんの4割は小児で，市の乳幼児健診も行っています．
棚田が美しい上山集楽に移住し，移住者と一緒に田んぼ作業，草刈りにもいそしんでいます．
地域おこしや田舎暮らしに興味のある人は遊びに来てください．

関根一朗
湘南鎌倉総合病院 ER/救急総合診療科

救急医の使命は，緊急疾患に迅速に対応し，重症疾患を見逃さないことだけではありません．患者の不安をとり除くことや泣いている子どもをあやすことにも情熱を注いでいます．Be Happy！
facebook "湘南ER" いいね！
ホームページ "湘南ER"（http://www.skgh-er.jp/）

執筆者一覧（続き）

稲田 悠
大和徳洲会病院 救急科

湘南鎌倉総合病院で初期・後期研修後，2018年4月から新築移転した大和徳洲会病院で救急科をはじめました．
地域に根ざした，断らない救急医療実現のために日々努力しています．

原田 拓
昭和大学病院 総合診療科 助教
獨協医科大学病院 総合診療科スタッフ医師（2017年4月より非常勤）

2015年に関東若手医師フェデレーションという勉強会をJCHO東京城東病院の森川暢先生とともに立ち上げ，2017年3月まで代表をさせていただきました．学年や科の垣根などはなく，若手医師同士が集まり，経験や知識をシェアし診療科に限らない勉強を続けることを目的の1つにしております．活動に興味のある人はぜひFBページ参照よろしくお願いいたします！！

池垣俊吉
兵庫県立尼崎総合医療センター 呼吸器内科

何かを学ぶにはまず好きになることからはじめるのがよいと思っています．私も病歴聴取や診察は正直に申し上げて得意とは言えないのですが，好きなのでどうにか続けられています．

片岡裕貴
兵庫県立尼崎総合医療センター 呼吸器内科

臨床，研究，教育の三本柱で頑張ります．

原田侑典
獨協医科大学病院 総合診療科

指導者がいなくても仲間がいれば十分に学び，育つことができるのではないかと思い，一般化できる方法を模索中です．「ともに育ち，ともに育てる」が自分のなかのキーフレーズです．

根本隆章
川崎幸病院 感染制御科 部長/臨床研修部 部長

大学病院勤務時代に訪問診療を約4年間行いました．訪問診療の現場では，認知症の患者さんが多く，その経験のなかで得られた一部のことを書かせていただきました．本稿が皆様と患者さん，患者さんのご家族のお役に立てれば幸いです．

菊池航紀
亀田総合病院 感染症科

北海道札幌市で生まれ育ち，北海道大学を出てからは大阪で総合内科医の研鑽を積み，現在は感染症科として勤務しています．病歴聴取，身体所見から疾患の病態を類推し，診断をつきつめる診断学を得意とする内科医をめざしています．

田中孝正
トヨタ記念病院 総合内科

幅広い内科学診療ができるよう心がけ，特にリウマチ，感染症，血液疾患などの不明熱診療に力を入れています．

井藤英之
京都大学医学部附属病院 感染制御部

執筆をきっかけに自分自身の生活を24時間見直してみたら，食べるか寝るかの時間が多くて，まだまだだなと反省しました．

橋本忠幸
橋本市民病院 総合内科

和歌山県で総合内科をしています．総合内科医として勤務しながら，公衆衛生や医学教育を学びながら，専攻医や研修医とワイワイやっています．今は米国のJohns Hopkins大学の公衆衛生大学院生として，さまざまな視点から医療を見ることが勉強になっており，とても楽しいです．興味のある方は当院まで！

柴田綾子
淀川キリスト教病院 産婦人科

女性の救急外来 ただいま診断中！（2017年5月出版，中外医学社）絶賛発売中
2011年群馬大学医学部を卒業し，沖縄で初期研修．お笑いを学ぶために大阪で後期研修を開始し今に至る．趣味は離島巡り，セミナー企画，おもしろいプレゼンを創ること．「人間はどうしたら健康的な生活ができるのか」という命題を自分を被験者にして日々試行錯誤しています．

河合裕美子
2016年度：地域医療推進機構神戸中央病院 総合内科専攻医
2017年～現在：京都民医連中央病院 腎臓内科専攻医

2017年度から再び京都民医連中央病院で腎臓内科研修をスタート．腎臓内科は総合診療の要素も大きく，ポリファーマシーや高齢者医療にも積極的に取り組んでいます．

児玉和彦
医療法人明雅会 こだま小児科

内科医→家庭医→小児科医として修行を積み，今はそれぞれの分野で教育にもかかわっています．こどもの病歴と身体診察を学ぶワークショップ"HAPPY"では，全国の「小児科を教えられるようになりたい人」を対象にさまざまな教育手法を実験しています．医師とは人間修養の旅です．ともに楽しんで歩みましょう．

松本衣里
飯塚病院 緩和ケア科

患者さんとご家族一人一人の死生観は多岐に及んでいると感じています．まだ未熟ではありますが，一人一人の多様な死生観をしっかりと受け止め，患者さんが望む最期をできるだけ叶えることができるように尽力していきたいです．患者さん家族にとって，死は非日常であることを胸に留めていたいです．

吉松由貴
飯塚病院 呼吸器内科

忙しい外来や病棟業務ですが，患者さんやご家族とお話しする時間を一番大切にしたいと思っています．しばしば話が長くなり，それは医学的には「脱線」なのかもしれません．けれど患者さんにとって本線である以上，われわれにとっても本線である，それが医療だと信じています．

鎌田一宏
イタリア国立感染症研究所 Lazzaro Spallanzani（新興再興感染症部門）

専門：総合内科，新興再興感染症
アウトサイダーなのかもしれません．ただ何かに流されるのが嫌いなだけ．自分の内なる声に従って，素直に生きるのみ．世界中で毎日新たな刺激を受けながら勤しんでいます．

片浪雄一
ロンドン大学衛生熱帯医学大学院

専門：感染症
毎日新たな刺激を受けながら勉学に勤しんでいます．

忽那賢志
国立国際医療研究センター 国際感染症センター

趣味：寺巡り，マダニ採集
日本各地での寺巡り，マダニ採集など毎日新たな刺激を受けながら勤しんでいます．

石金正裕
国立国際医療研究センター 国際感染症センター
国立国際医療研究センター AMR臨床リファレンスセンター

内科医，感染症科医のトレーニング後，国立感染症研究所 FETP（Filed Epidemiology Training Programme）で実地疫学を学び，現職に至っています．日本のAMR対策に少しでも貢献できればと思います．

山田哲也
岩手医科大学救急・災害・総合医学講座 総合診療医学分野

宮沢賢治のふるさと，いわて・イーハトーブに住んでいます．賢治の享年と同じ37歳になりました．「雨ニモマケズ」は医療者の本質にも通じると思っており，憧れています．温故創新，「手あて」の志を大切に，岩手の地に総合診療をつくっていきたいと願っています．

櫻井広子
みちのく総合診療医学センター
松島海岸診療所医科

みちのく総合診療医学センターでは，東北でともに学ぶ仲間を募集しています！ワークとライフ，どちらも楽しみながら地域医療への学びを深めたい方，一度遊びに来てみてください．

天野雅之
南奈良総合医療センター 総合内科

当院は奈良県南部の南和地域全域を守る急性期病院です．地域をまるごと診られる環境で，あたたかい医療を提供すべく，仲間とともに日々奮闘しています．

川畑仁貴
橋本市民病院 総合内科

地域の中核病院で総合内科医として，ICT委員長そして福利厚生委員長として奮闘中．病院運動会を2年連続で無事開催でき，猛烈に感動中！切磋琢磨できる同僚にも恵まれ，研修医と同じ目線で日々悩みながらワイワイ診療中！一緒に患者さんと向き合いましょう！

本書はレジデントノート誌2016年5月号の特集「身体診察ってこういうことだったのか!」ならびに2017年4月号の特集「この"ひとこと"でがらりと変わる!医療面接のコツ」に加筆修正を行い,さらに新規項目を加え単行本化したものです.

THE「手あて(ざて)」の医療　身体診察(しんたいしんさつ)・医療面接(いりょうめんせつ)のギモンに答(こた)えます

2019年3月15日　第1刷発行

編　集	平島　修(ひらしま　おさむ)
発行人	一戸裕子
発行所	株式会社　羊　土　社
	〒101-0052
	東京都千代田区神田小川町2-5-1
	TEL　03(5282)1211
	FAX　03(5282)1212
	E-mail　eigyo@yodosha.co.jp
	URL　www.yodosha.co.jp/
装　幀	羊土社編集部デザイン室
印刷所	株式会社 Sun Fuerza

© YODOSHA CO., LTD. 2019
Printed in Japan

ISBN978-4-7581-1847-7

本書に掲載する著作物の複製権,上映権,譲渡権,公衆送信権(送信可能化権を含む)は(株)羊土社が保有します.
本書を無断で複製する行為(コピー,スキャン,デジタルデータ化など)は,著作権法上での限られた例外(「私的使用のための複製」など)を除き禁じられています.研究活動,診療を含み業務上使用する目的で上記の行為を行うことは大学,病院,企業などにおける内部的な利用であっても,私的使用には該当せず,違法です.また私的使用のためであっても,代行業者等の第三者に依頼して上記の行為を行うことは違法となります.

JCOPY ＜(社)出版者著作権管理機構　委託出版物＞
本書の無断複写は著作権法上での例外を除き禁じられています.複写される場合は,そのつど事前に,(社)出版者著作権管理機構(TEL 03-5244-5088, FAX 03-5244-5089, e-mail:info@jcopy.or.jp)の許諾を得てください.

羊土社のオススメ書籍

ABC of 臨床推論
診断エラーを回避する

宮田靖志／監訳,
Nicola Cooper, John Frain
／原書編集

海外で研究が進む診断エラーの知見を盛り込み，臨床推論の基礎をコンパクトに解説．認知バイアスへの対処，ヒューマンファクター，診断検査や臨床ツールの効果的な利用法など，広く臨床実践に活きる知識が身につく．

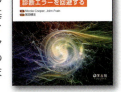

- 定価（本体3,200円＋税）　■ B5判
- 120頁　■ ISBN 978-4-7581-1848-4

バイタルサインからの臨床診断 改訂版
豊富な症例演習で、病態を見抜く力がつく！

宮城征四郎／監
入江聰五郎／著

バイタルサインは病態へ通じる…
6つのバイタルをどう読み解き，何をすべきかを丁寧に解説した好評書が改訂！
20の症例をもとに，現場に即した考え方が身につきます．バイタルをとるすべての医療者にオススメ．

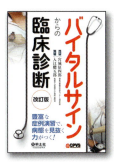

- 定価（本体3,900円＋税）　■ B5判
- 197頁　■ ISBN 978-4-7581-1806-4

闘魂外来
─医学生・研修医の君が主役！
病歴・フィジカルから情報検索まで臨床実践力の鍛え方を伝授します

徳田安春／編

超人気！実践型実習の熱いレクチャーが書籍化．病歴・フィジカルの基本から画像・検査選択の考え方，医師として成長し続けるための極意までカリスマ指導医が燃えるパッションで君を導く！臨床で活きるパールも満載．

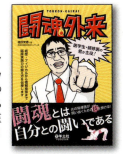

- 定価（本体3,000円＋税）　■ B5判
- 206頁　■ ISBN 978-4-7581-1825-5

研修医に絶対必要な器具・器械がわかる本。
使い方と使い分けマスターガイド

野村　悠，田中　拓，
箕輪良行／編

同じような器具だけど，どう違う？どう使う？日常診療，救急，手術の現場でよく使う器具の特徴や，意外と知らない同じ用途の器具同士の違いと使い分けがよくわかる！研修医の手技上達の近道となる1冊！

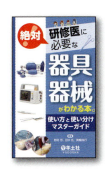

- 定価（本体2,900円＋税）　■ B6変型判
- 237頁　■ ISBN 978-4-7581-1775-3

発行　羊土社 YODOSHA

〒101-0052　東京都千代田区神田小川町2-5-1　TEL 03(5282)1211　FAX 03(5282)1212
E-mail：eigyo@yodosha.co.jp
URL：www.yodosha.co.jp/

ご注文は最寄りの書店，または小社営業部まで

羊土社のオススメ書籍

あの研修医はすごい！と思わせる 症例プレゼン
ニーズに合わせた「伝わる」プレゼンテーション

松尾貴公, 水野 篤／著

勝負はプレゼンの前に決まっている！？
患者の情報収集から, 状況に応じた内容・順番などアウトプットまでの過程をわかりやすく解説. 臨床に出るならまず読むべき1冊.

- 定価（本体3,200円＋税）　■ A5判
- 206頁　■ ISBN 978-4-7581-1850-7

はじめてでもできてしまう 科学英語プレゼン
"5S"を学んで、いざ発表本番へ

PhilipHawke, 太田敏郎／著

ネイティブ英語講師が教える理系の英語での伝え方の「基礎の基礎」. 手順をStory, Slide, Script, Speaking, Stageの5Sプロセスに整理. これに倣えばはじめてでも立派に準備できる！

- 定価（本体1,800円＋税）　■ A5判
- 127頁　■ ISBN 978-4-7581-0850-8

マンガでわかる ゲノム医学
ゲノムって何？を知って健康と医療に役立てる！

水島-菅野純子／著,
サキマイコ／イラスト

かわいいキャラクター「ゲノっち」と一緒に, 生命の設計図＝ゲノムと遺伝情報に基づいた最新医学について学ぼう！ 非専門家でも読みこなせる「マンガ」パートと, 研究者・医療者向けの「解説」パートの2部構成.

- 定価（本体2,200円＋税）　■ A5判
- 221頁　■ ISBN 978-4-7581-2087-6

こんなにも面白い医学の世界 からだのトリビア教えます

中尾篤典／著

マリンスポーツと納豆アレルギーの意外な関係性とは？秀吉の兵糧攻めにはある疾患が隠されていた！？など, 身近に潜む医学の雑学「トリビア」満載の1冊. へぇーそうだったんだ！と思わず誰かに教えたくなること必至！

- 定価（本体1,000円＋税）　■ A5判
- 86頁　■ ISBN 978-4-7581-1824-8

発行 羊土社 YODOSHA
〒101-0052　東京都千代田区神田小川町2-5-1　TEL 03(5282)1211　FAX 03(5282)1212
E-mail：eigyo@yodosha.co.jp
URL：www.yodosha.co.jp/

ご注文は最寄りの書店, または小社営業部まで

羊土社のオススメ書籍

やさしくわかる カテーテルアブレーション
治療のキホンと流れを理解して、アブレーションへの「苦手」をなくす！

池田隆徳, 藤野紀之／編

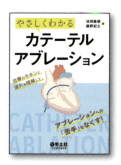

アブレーションは「むずかしい」と思っているあなたのための1冊！デバイスの特徴, 心内心電図の見かた, 治療の流れなど, まず押さえておきたい事をやさしく解説. 医師, メディカルスタッフのはじめの一歩に最適！

- 定価（本体4,500円＋税）　■ A5判
- 約200頁　ISBN 978-4-7581-0759-4

そうだったのか！絶対読める心電図
目でみてわかる緊急度と判読のポイント

池田隆徳／著

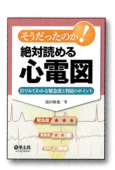

波形アレルギーを克服したいアナタへ！心電図の達人が波形判読のコツを明快に伝授！さらに, 治療の必要性を示す緊急度, コンサルトのタイミング, 疾患の発生頻度など臨床で役立つアドバイスも満載.

- 定価（本体3,200円＋税）　■ A5判
- 125頁　ISBN 978-4-7581-0740-2

研修医のための 見える・わかる 外科手術
「どんな手術？　何をするの？」
基本と手順がイラスト300点でイメージできる

畑 啓昭／編

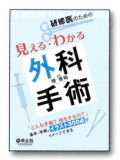

研修で出会いうる50の外科手術について, 初期研修医向けに解説した1冊！所要時間・出血量などの基本情報や手術の手順を, イラストを用いて噛みくだいて解説. これを読めば, 手術がイメージできるようになる！

- 定価（本体4,200円＋税）　■ A5判
- 367頁　ISBN 978-4-7581-1780-7

改訂版 ステップビヨンドレジデント1 救急診療のキホン編 Part1
心肺蘇生や心電図、アルコール救急、ポリファーマシーなどにモリモリ強くなる！

林 寛之／著

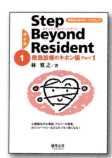

救急の神髄はLOVE＆RESPECT！大人気シリーズ第1巻を全面改稿した待望の改訂版！救急診療でまず身につけたい技と知識を, おなじみの"ハヤシ節"と最新の世界標準のエビデンスでやさしく伝授します！

- 定価（本体4,500円＋税）　■ B5判
- 400頁　ISBN 978-4-7581-1821-7

発行　羊土社 YODOSHA　〒101-0052　東京都千代田区神田小川町2-5-1　TEL 03(5282)1211　FAX 03(5282)1212
E-mail : eigyo@yodosha.co.jp
URL : www.yodosha.co.jp/
ご注文は最寄りの書店, または小社営業部まで

羊土社のオススメ書籍

抗菌薬ドリル
感染症診療に強くなる問題集

羽田野義郎／編

感染症の診断や抗菌薬の選び方・やめ方，アレルギー，感染対策など，感染症診療の基盤になる考え方が問題を解きながら楽しく身につく！ やる気をなくすほど難しくはなく，笑い飛ばせるほど簡単じゃない，珠玉の73問に挑戦しよう！

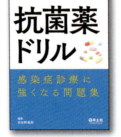

- 定価（本体3,600円＋税） ■ B5判
- 182頁 ■ ISBN 978-4-7581-1844-6

研修医になったら必ず読んでください。
診療の基本と必須手技、臨床的思考法からプレゼン術まで

岸本暢将，岡田正人，徳田安春／著

心構えから，臨床的な考え方，患者さんとの接し方，病歴聴取・身体診察のコツ，必須手技，プレゼン術や学会発表まで〜臨床医として一人前になるために，これだけは知っておきたいエッセンスを達人が教えてくれます！

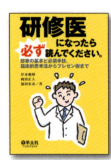

- 定価（本体3,000円＋税） ■ A5判
- 253頁 ■ ISBN 978-4-7581-1748-7

見える！できる！気管挿管
写真・イラスト・動画でわかる手技のコツ

青山和義／著

挿管の準備・前処置から手技の実際まで，術者目線の豊富な写真とイラストで丁寧に解説．手技のポイントが手に取るようにわかる！ビデオ喉頭鏡や声門上器具，挿管困難対策，介助方法などの解説も充実．Web動画つき．

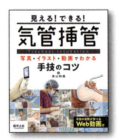

- 定価（本体4,500円＋税） ■ A4変型判
- 308頁 ■ ISBN 978-4-7581-1120-1

レジデントノート別冊
研修医になったら必ずこの手技を身につけてください。
消毒、注射、穿刺、気道管理、鎮静、エコーなどの方法を解剖とあわせて教えます

上嶋浩順，森本康裕／編

消毒，注射，採血，穿刺，気道管理，処置時の鎮静，エコー，除細動など，研修医がまず身につけたい手技について，現場のコツをお伝えします．最初に基本をしっかりおさえておくのが，できる研修医への近道です！

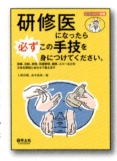

- 定価（本体3,800円＋税） ■ B5判
- 246頁 ■ ISBN 978-4-7581-1808-8

発行　羊土社　YODOSHA
〒101-0052　東京都千代田区神田小川町2-5-1　TEL 03(5282)1211　FAX 03(5282)1212
E-mail：eigyo@yodosha.co.jp
URL：www.yodosha.co.jp/

ご注文は最寄りの書店，または小社営業部まで

増刊 レジデントノート

バックナンバー
☐ 年6冊発行　☐ B5判

Vol.20 No.17　増刊（2019年2月発行）
免疫不全患者の発熱と感染症をマスターせよ！

化学療法中や糖尿病患者など、救急や病棟でよくみる免疫不全の対処法を教えます

編集／原田壮平

☐ 定価（本体4,700円＋税）
☐ ISBN978-4-7581-1621-3

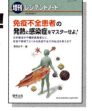

Vol.20 No.14　増刊（2018年12月発行）
研修医に求められる消化器診療のエッセンス

病棟、救急外来で必要な対応力と領域別知識が身につく

編集／矢島知治

☐ 定価（本体4,700円＋税）
☐ ISBN978-4-7581-1618-3

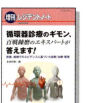

Vol.20 No.11　増刊（2018年10月発行）
救急・ICUの頻用薬を使いこなせ！

薬の実践的な選び方や調整・投与方法がわかり、現場で迷わず処方できる

編集／志馬伸朗

☐ 定価（本体4,700円＋税）
☐ ISBN978-4-7581-1615-2

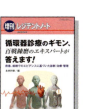

Vol.20 No.8　増刊（2018年8月発行）
COMMON DISEASEを制する！

「ちゃんと診る」ためのアプローチ

編集／上田剛士

☐ 定価（本体4,700円＋税）
☐ ISBN978-4-7581-1612-1

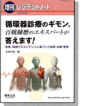

Vol.20 No.5　増刊（2018年6月発行）
循環器診療のギモン、百戦錬磨のエキスパートが答えます！

救急、病棟でのエビデンスに基づいた診断・治療・管理

編集／永井利幸

☐ 定価（4,700円＋税）
☐ ISBN 978-4-7581-1609-1

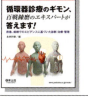

Vol.20 No.2　増刊（2018年4月発行）
電解質異常の診かた・考え方・動き方

緊急性の判断からはじめるFirst Aid

編集／今井直彦

☐ 定価（本体4,700円＋税）
☐ ISBN978-4-7581-1606-0

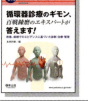

Vol.19 No.17　増刊（2018年2月発行）
小児救急の基本

「子どもは苦手」を克服しよう！

熱が下がらない、頭をぶつけた、泣き止まない、保護者への説明どうする？など、あらゆる「困った」の答えがみつかる！

編集／鉄原健一

☐ 定価（本体4,700円＋税）
☐ ISBN978-4-7581-1603-9

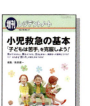

Vol.19 No.14　増刊（2017年12月発行）
主治医力がさらにアップする！入院患者管理パーフェクトPart2

症候対応、手技・エコー、栄養・リハ、退院調整、病棟の仕事術など、超必須の31項目！

編集／石丸裕康、森川暢

☐ 定価（本体4,700円＋税）
☐ ISBN978-4-7581-1597-1

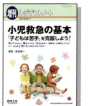

Vol.19 No.11　増刊（2017年10月発行）
糖尿病薬・インスリン治療知りたい、基本と使い分け

経口薬？インスリン？薬剤の特徴を掴み、血糖管理に強くなる！

編集／弘世貴久

☐ 定価（本体4,700円＋税）
☐ ISBN978-4-7581-1594-0

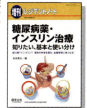

Vol.19 No.8　増刊（2017年8月発行）
いざというとき慌てない！マイナーエマージェンシー

歯が抜けた、ボタン電池を飲んだ、指輪が抜けない、ネコに咬まれたなど、急患の対応教えます！

編集／上山裕二

☐ 定価（本体4,700円＋税）
☐ ISBN978-4-7581-1591-9

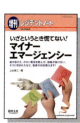

発行　羊土社 YODOSHA　〒101-0052　東京都千代田区神田小川町2-5-1　TEL 03(5282)1211　FAX 03(5282)1212
E-mail：eigyo@yodosha.co.jp
URL：www.yodosha.co.jp/

ご注文は最寄りの書店、または小社営業部まで

プライマリケアと救急を中心とした総合誌

レジデントノート

月刊 毎月1日発行　B5判　定価（本体2,000円＋税）

日常診療を徹底サポート！

医療現場での実践に役立つ
研修医のための必読誌！

特徴
1. 医師となって**最初に必要となる"基本"や"困ること"**をとりあげ，ていねいに解説！
2. **画像診断，手技，薬の使い方**など，すぐに使える内容！日常の疑問を解決できる
3. 先輩の経験や進路選択に役立つ情報も読める！

年間定期購読料（国内送料サービス）
- 通常号（月刊）：定価（本体24,000円＋税）
- 通常号（月刊）＋WEB版（月刊）：定価（本体27,600円＋税）
- 通常号（月刊）＋増刊：定価（本体52,200円＋税）
- 通常号（月刊）＋WEB版（月刊）＋増刊：定価（本体55,800円＋税）

詳細はコチラ ▶ www.yodosha.co.jp/rnote/

患者を診る　地域を診る　まるごと診る

Gノート

［総合診療のGノート］
General practice

隔月刊 偶数月1日発行　B5判　定価（本体2,500円＋税）

あらゆる 疾患・患者さんを まるごと診たい！
そんな医師のための**実践雑誌**です

- **現場目線の具体的な解説**だから，かゆいところまで手が届く
- 多職種連携，社会の動き，関連制度なども含めた**幅広い内容**
- 忙しい日常診療のなかでも，**バランスよく知識をアップデート**

年間定期購読料（国内送料サービス）
- 通常号（隔月刊 年6冊）：定価（本体15,000円＋税）
- 通常号＋WEB版※：定価（本体18,000円＋税）
- 通常号＋増刊（年2冊）：定価（本体24,600円＋税）
- 通常号＋WEB版※＋増刊：定価（本体27,600円＋税）

※WEB版は通常号のみのサービスとなります

詳細はコチラ ▶ www.yodosha.co.jp/gnote/

発行 **羊土社** YODOSHA
〒101-0052　東京都千代田区神田小川町2-5-1　TEL 03(5282)1211　FAX 03(5282)1212
E-mail：eigyo@yodosha.co.jp
URL：www.yodosha.co.jp

ご注文は最寄りの書店，または小社営業部まで